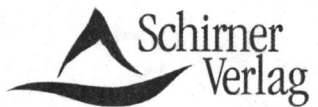

Siranus Sven von Staden

# Wenn Quantenheilung
# nicht funktioniert

... und es dennoch
Wunderheilungen gibt!

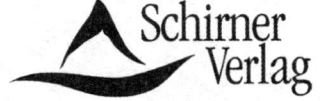

Schirner
Verlag

## Haftungsausschluss

Die Übungen und Informationen in diesem Buch sind kein Ersatz für eine ärztliche, heilpraktische oder therapeutische Behandlung. Sie führen alle Übungen in eigener Verantwortung durch. Weder der Autor noch der Verlag können für eventuelle Folgen, die sich aus den im Buch gemachten praktischen Hinweisen ergeben, eine Haftung übernehmen.

ISBN 978-3-8434-1022-9

Siranus Sven von Staden:
Wenn Quantenheilung
nicht funktioniert
… und es dennoch
Wunderheilungen gibt!
© 2011 Schirner Verlag, Darmstadt

Umschlaggestaltung: Murat Karaçay, Schirner, unter Verwendung von # 8824596 (artida) und # 15782517 (Aquafoto), www.fotolia.de
Redaktion und Satz: Rudolf Garski, Schirner
Printed by: OURDASdruckt!, Celle, Germany

www.schirner.com

1. Auflage 2011

# Inhalt

# Widmung

Dieses Buch ist all jenen Coaching-Klienten und Seminarteilnehmern gewidmet,
die mich sehr gefordert und an meine Grenzen geführt haben.
Durch Euch durfte ich viel lernen.
Ohne Euch hätte ich nicht die Ideen bekommen,
wie Quantenheilung tatsächlich nachhaltig wirken kann.
Ich danke Euch sehr!

Ebenso widme ich es all jenen Entmutigten,
die nicht den gewünschten Erfolg mit der Quantenheilung haben:
Es geht auch anders!

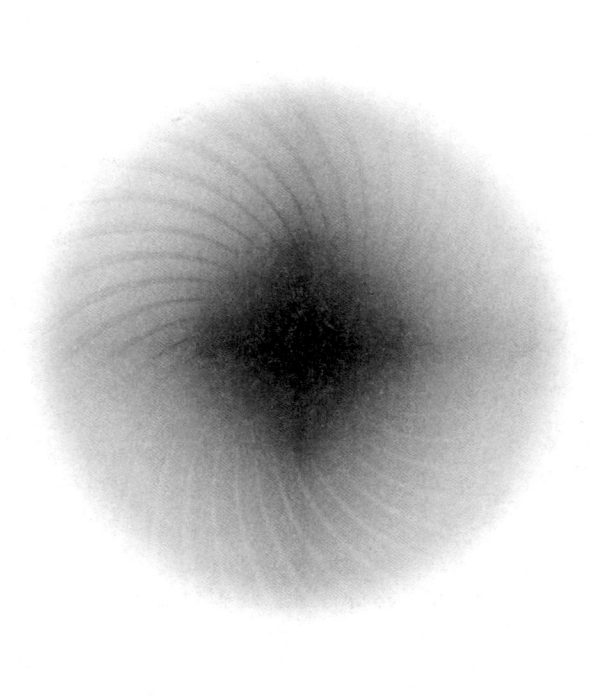

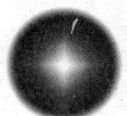

# Einleitung

»Was soll denn dieser Buchtitel?«, werden Sie sich vielleicht fragen. Kann Quantenheilung nicht funktionieren? Um es direkt vorwegzunehmen: Sie funktioniert immer.

Doch haben Sie dieses Buch sicherlich nicht ohne Grund aufgeschlagen. Kann es sein, dass Sie das Gefühl haben, bei Ihnen funktioniere diese Methode nicht? Kann es sein, dass das, was die Quantenheilung verspricht, nämlich großartige Veränderungen und Heilungen hervorzurufen, bei Ihnen nicht in Erscheinung tritt? Dass sie lediglich für den Moment einen verbesserten Gemütszustand herstellt? Genau wie Sie haben vermutlich viele Menschen diese Erfahrung gemacht. Und darum geht es mir mit diesem Buch: Ihnen aufzuzeigen, wie Sie doch noch große Schritte bewirken können.

Alle Methoden rund um die Quantenheilung boomen. Mittlerweile dürften weltweit mehr als hunderttausend Menschen Seminare hierzu besucht haben. Über eine Million haben wahrscheinlich bereits Bücher hierzu gelesen. Wenn das so ist, dann müsste auf der Welt bereits eine einzigartige Veränderungswelle hin zum Positiven zu uns herübergeschwappt sein, die uns alle frohlocken ließe.

Ich provoziere bewusst, denn ähnlich wie mit der aktuellen Situation um die Quantenheilung bzw. die Zwei-Punkt-Methode verhielt es sich mit dem Boom um das Buch und den Film *The Secret – Das Geheimnis*. Über hundert Millionen Bücher wurden verkauft, doch wirkliche Veränderungen haben nur die Wenigsten erfahren.

Das ist nur zu verständlich, denn wirklich in die Tiefe abtauchen konnte weder der Film noch das Buch. Und dennoch wurden viele Menschen aufmerksam. Im Nachhinein erschienen dann Bücher wie *The Missing Link* oder *Das Geheimnis hinter The Secret* usw. Sie alle wollten aufzeigen, wie das Geheimnis denn nun wirklich funktioniert.

Mir geht es ähnlich wie diesen Autoren. Ich wünsche mir, dass jeder Mensch sein Recht auf ein erfülltes, glückliches und gesundes Leben voller Wohlstand in Anspruch nehmen kann. Dazu trage ich mit meiner Arbeit von Herzen gern bei. Und dass die Quantenheilung ebenfalls ihren Beitrag leisten kann, weiß ich aus eigener Erfahrung. Durch meine eigene Arbeit mit den neuen Heilmethoden habe ich frühzeitig tiefer geblickt und mich gefragt, weshalb die wirklich großen Veränderungen und Heilungen nur wenige Menschen erreichen. Ich bin auf einige äußerst interessante Aspekte aufmerksam geworden. Diese möchte ich Ihnen in dem vorliegenden Buch aufzeigen. Mit nur einem einzigen Ziel: Dass auch Sie zu den Menschen zählen können, die mit der Quantenheilung bzw. der Zwei-Punkt-Methode ihr Leben dauerhaft verändern – hin zu dem Leben, das sie sich so sehr wünschen.

Dieses Buch ist also für Menschen geschrieben, die bereits mit der Methode arbeiten. Möchten Sie jedoch direkt tiefer in das Mysterium eintauchen, obwohl Sie sich noch nicht mit der Methode beschäftigt haben, so ist das selbstverständlich auch möglich. Doch rate ich Ihnen dann,

dass Sie sich dazu zusätzlich das jüngst von mir erschienene Büchlein *Quantenheilung kann jeder – auch Sie!* kaufen. Darin beschreibe ich ausführlich die Methode und wie sie funktioniert. Das werden Sie hier nicht finden!
Die grundsätzliche Vorgehensweise habe ich Ihnen dennoch im Anhang dieses Buches zur Verfügung gestellt.

Ich möchte bereits zu Beginn des Buches das Geheimnis lüften. Für mich gibt es drei Gründe, weshalb für die meisten die Methode eher »nett« ist und lediglich für gute Gefühle sorgt:

1. Den meisten Menschen fehlt das *Bewusstsein* für Heilung. Sie nutzen die Methode lediglich als *Technik,* ohne das große Ganze dahinter zu erkennen.
2. Der vielfach manipulierende Verstand wird außen vor gelassen und nicht in den Heilungsprozess integriert.
3. Die Menschen verändern im Anschluss ihr Leben nicht. Sie denken, es reiche aus, einen Heilungsimpuls zu setzen, und der Rest passiere von allein.

Quantenheilung darf nicht zu einer bloßen Technik degradiert werden. Es steckt viel mehr dahinter. Wenn Sie das volle Ausmaß erkennen, vollzieht sich bei Ihnen ein völliger Lebenswandel. Ihnen zeigt sich dann eine ganz neue Welt auf. Sie lernen, bewusster mit sich und der Welt umzugehen. Sie verstehen, was Gesundheit und Heilung wirklich bedeuten. Ihre Einstellung zum Leben wird sich verändern. Wenn Sie als Anwender in das Bewusstsein der Heilung eintauchen, erkennen Sie zügig die Themen, die hinter dem Problem stehen. Sie sind in der Lage, mit der Seele des anderen in Kontakt zu treten und können somit in die Tiefe hinabtauchen, um tief greifende Heilung und Veränderung in Gang zu setzen. Viele Menschen fragen mich immer wieder, wie ich es schaffe, so schnell zum Kern des Themas durchzudringen. Natürlich spielt Erfahrung eine Rolle. Doch wichtiger ist, dass ich in das Bewusstsein eintauche und mich von meiner inneren Führung leiten lasse. Ich vertraue in dem Moment meiner Intuition und lasse einfach geschehen. Das können Sie auch – mit entsprechender Übung.

In all den Jahren meiner Coaching-Arbeit habe ich eines erfahren: Unser Verstand ist unheimlich machtvoll. Er ist quasi der Herrscher über uns. Doch ist es nicht der bewusste Verstand, der der Herr im Hause ist. Nein, es ist unser Unterbewusstsein, das uns steuert.
Wir nehmen nur zu 5 % bewusst wahr. 95 % all unserer Handlungen laufen unbewusst ab. Jetzt können Sie sich auch vorstellen, weshalb viele Veränderungen so schwierig sind. 5 % versuchen, 95 % zu verändern. Das kann schon ganz schön anstrengend sein.
Viele Menschen versuchen, Ihren sogenannten inneren Schweinehund zu bezwingen. Doch das ist der völlig falsche Ansatz. Ihr Verstand ist lediglich der Erfüllungsgehilfe Ihres Egos. Und Ihr Ego hat nur einen einzigen Auftrag: für Ihr Überleben zu sorgen. Wenn Sie darum wissen, dann gibt es nichts zu bezwingen.
Ihr Ego möchte also etwas äußerst Gutes für Sie tun. Das Dumme ist nur, dass es dabei auf Erfahrungen zurückgreift, die schon uralt sind. Sie entstammen in den meisten Fällen Ihrer frühen Kindheit.

Ein Beispiel: Angenommen, Sie wären eine Frau und hätten in Ihren Kinderschuhen gelernt, dass sich der Vater um das finanzielle Wohl im Hause kümmert und die Mutter auf die Kinder aufpasst – wofür würde Ihr Ego wohl im Erwachsenenalter sorgen? Richtig, Sie hätten kein Geld und würden sich einen Mann suchen, der das Geld nach Hause brächte. Würden Sie jedoch für sich selbst sorgen und genau wie der Mann Karriere machen wollen, dann würde Ihr Ego unbewusst dazu beitragen, dass es mit der Karriere nicht wie geplant klappt. Sie glauben das nicht? Fragen Sie mal Frauen, die dieses finanzielle Verhaltensmuster von ihren Eltern erlernten, wie sehr sie davon in Schach gehalten werden.

Ein anderes Beispiel: Vor Kurzem kam eine Frau zu mir, die erkannt hatte, dass es ihr Verhaltensmuster war, krank zu werden, um Aufmerksamkeit zu erhalten. Als Kind erhielt sie nur selten genügend Aufmerksamkeit und Liebe. Doch wenn sie krank wurde, kümmerten sich ihre Eltern immer sehr liebevoll um sie. Dieses angelernte Verhaltensmuster sorgt noch heute auf unbewusste Weise dafür, dass sie in ihrer Beziehung dauernd krank wird – obwohl sie genügend Aufmerksamkeit von ihrem Partner erhält. Das Thema hat sich verselbstständigt.
Sollte sie nun versuchen, mittels Quantenheilung ihre Krankheiten zu heilen, gelänge das sicherlich auch. Doch würde eine andere Krankheit schon hinter der nächsten Tür lauern. Sie kann jedoch zusätzlich den Verstand mit ins Boot holen. Somit erkennt dieser auf der unbewussten Ebene, dass das damals nützliche Muster heute völlig überholt ist. Der Verstand muss also nicht mehr mit aller Macht dafür sorgen, dass das alte Muster aufrechterhalten bleibt. So einfach ist das. Bei vielen Menschen ist im Rahmen meiner Arbeit allein über das Verstehen Heilung eingetreten.

Ein weiterer und sehr häufiger Grund dafür, dass erfolgte Heilungen nicht lange anhalten, ist, dass die Menschen aus ihrem »Problem« nicht lernen und alles so belassen, wie es ist. Jede Krankheit, jeder Schmerz, jede Angst, jedes Muster und jede Blockade hat einen Grund, dass sie da ist. Alles im Universum hat seinen Grund. Das besagt schon das Naturgesetz von Ursache und Wirkung. So hat jedes Thema, das Sie mit sich herumtragen, seinen Grund. Es möchte Sie auf etwas aufmerksam machen. Gehen Sie jetzt lediglich in einen Heilungsprozess, mag das Thema bzw. Problem zwar für den Moment verschwinden, doch ist der Grund dafür, dass es da war, immer noch vorhanden. Haben Sie nicht »hingehört«, muss das Thema unweigerlich wiederkommen, um Sie weiterhin darauf hinzuweisen, etwas zu verändern. Also gilt es zu handeln. Doch ist das oftmals des Menschen größte Herausforderung. Gerade wir Deutschen sind äußerst leidensfähig. Kein Wunder: Wir entstammen schließlich einer Kultur, die durch Krieg geprägt und somit hart im Nehmen ist. Wir sind auf Sicherheit bedacht. Veränderung bedeutet Risiko – genau das Gegenteil davon.

Ich möchte Ihnen mit diesem Buch Möglichkeiten an die Hand geben, das notwendige Bewusstsein für Heilung zu erlangen. Sie können lernen, mit Ihrem Thema oder Problem in Kontakt zu gehen, damit der Verstand verstehen darf und nicht mehr zu manipulieren braucht. Letztendlich erhalten sie das nötige Rüstzeug, um ins Handeln zu kommen. Und all das für einen einzigen Zweck: glücklich und zufrieden zu sein – jeden Tag, immer wieder aufs Neue.

Sie finden in diesem Buch viele leicht nachvollziehbare Übungen. Diese erkennen Sie an der grauen Schrift. Für diejenigen, die gern unter Anleitung arbeiten, gibt es die meisten Übungen auch auf der CD *Damit Quantenheilung nachhaltig wirkt* (erschienen im Schirner Verlag). Die entsprechenden Übungen sind mit dem nebenstehenden Symbol gekennzeichnet.

Ein wichtiger Hinweis zum Thema »Handeln«: Dies ist kein Buch zum Lesen. Dies ist ein *Arbeitsbuch*. An vielen Stellen finden Sie Platz zum Schreiben. Nutzen Sie diesen. Machen Sie dieses Buch zu Ihrem Arbeitsbuch. Unterstreichen Sie sich Passagen, markieren Sie welche mit einem Textmarker, und machen Sie sich Notizen am Rand. Erst wenn das Buch wirklich gebraucht aussieht, sollten Sie zufrieden sein. Ein neu aussehendes Buch in Ihrem Regal lässt Sie niemals erfolgreich werden.

Jetzt wünsche ich Ihnen viel Freude beim Lesen, Erkennen, Verstehen und Verändern. Möge dieses Buch Ihnen das Tor zur wirklichen Quantenheilung öffnen, auf dass Wunder wahr werden.

Von Herzen

Ihr

*Sincas Sue v. Stack*

Leverkusen, im September 2011

PS: Sollten Sie Fragen haben oder mehr wissen wollen, zögern Sie nicht, mich anzurufen oder anzuschreiben. Meine Kontaktdaten finden Sie am Ende des Buches.

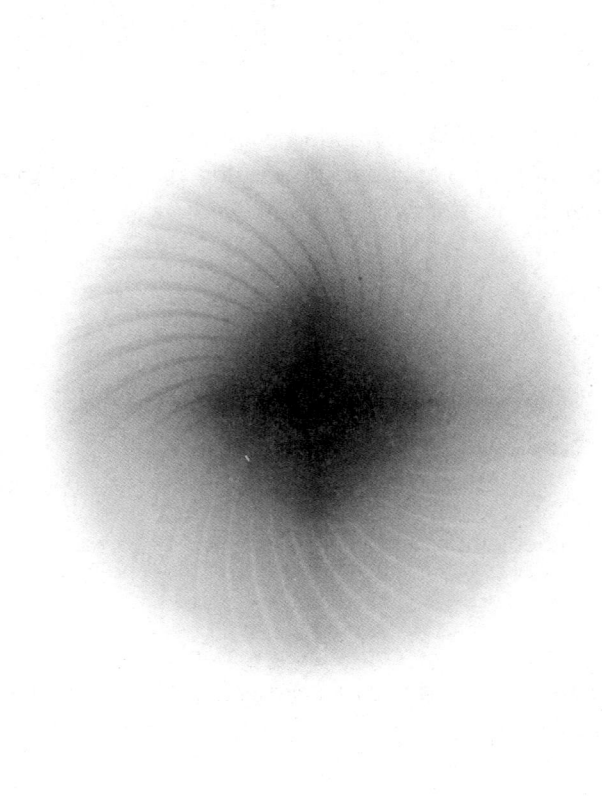

# Die Geschichte der Quantenheilung und der Zwei-Punkt-Methode

*»Quantenheilung – eine Legende neu entdeckt.«*

Quantenheilung und Zwei-Punkt-Methode sind zwar zwei unterschiedliche Begriffe, doch arbeiten beide nach demselben Prinzip, nämlich der Synchronisation bzw. Verschränkung zweier Punkte. Diese Begriffe werde ich später noch genauer erklären. Wenn ich also das eine Mal von Quantenheilung spreche und das andere Mal von Zwei-Punkt-Methode, dann meint beides dasselbe. Da jedoch beide Begriffe bei der Heilung auf der Quantenebene Verwendung finden, möchte ich auch beide in diesem Buch integrieren.

# KAHI – eine alte hawaiianische Kunst

*»Die Welt – ein (T)Raum!«*

Die Zwei-Punkt-Methode an sich ist nicht neu. Sie ist nur wieder neu entdeckt worden. Seit vielen Jahrhunderten wird diese von hawaiianischen Schamanen, den Kahunas, unter dem Begriff KAHI verwendet. KAHI heißt »Einssein« und bezieht sich auch auf eine Technik der hawaiianischen Massage Lomi Lomi. Serge Kahili King, Bestsellerautor, Doktor der Psychologie und hawaiianischer Schamane, beschreibt KAHI als die »magische Berührung«, bei der ein Kraftzentrum mit einem Lösungspunkt (dem zu verändernden Punkt) verbunden wird.

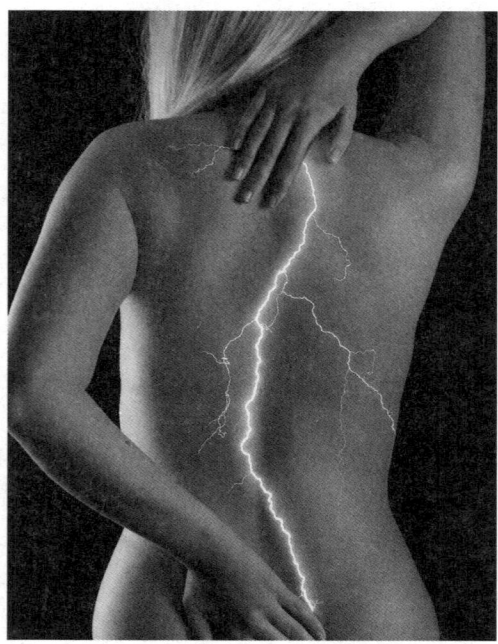

Synchronisation zweier Punkte

# Das Besondere der Kahunas

*»Die uralten Weisheiten sterben nie!«*

Die Kahunas, die Priester bzw. Schamanen Polynesiens, sind Gelehrte und Heiler gleichermaßen. Huna ist die uralte Weisheitslehre Hawaiis, benannt, erforscht und beschrieben vom amerikanischen Sprachforscher Max Freedom Long.

Gemäß der Kahuna-Lehre gibt es sieben universelle Prinzipien, nach denen der Mensch leben sollte. Ich möchte Ihnen diese hier vorstellen, weil sie das Leben eines jeden Menschen deutlich erleichtern. Sie lauten wie folgt:

## IKE: Die Welt ist die, wofür du sie hältst.

IKE besagt, dass unsere Entscheidungen so ausfallen werden, wie wir Menschen und Situationen wahrnehmen, einschätzen und beurteilen. Die Kraft unserer Gedanken, kombiniert mit unserem Willen und unserem Gefühl, wirkt wie ein Antrieb, der alles in unser Leben bringt, was wir denken. Die Realität beginnt im Kopf. Sie entsteht aus unserem Glauben, unseren Werten, Einstellungen, Erfahrungen usw. heraus. So, wie wir denken, so fühlen wir – dementsprechend verhalten wir uns, was wiede-rum Ergebnisse schafft. Und diese Ergebnisse bestätigen letztendlich das, was unserer Überzeugung entspricht. Das alles macht unsere Identität aus. Viele kennen diesen Kreislauf auch als die sich selbst erfüllende Prophezeiung.[1]

---

1  Im dritten Kapitel erfahren Sie im Abschnitt »Das Modell des Lebens« mehr darüber.

### KALA: Es gibt keine Grenzen.

Wir begrenzen uns selbst. Es sind unsere Gedanken, die unsere Grenzen markieren. Wenn wir also erkennen, dass wir durch unsere Gedanken und die daraus resultierenden Gefühle selbst unser Leben jeden Tag kreieren, sind wir auch in der Lage, unsere Gedanken zu verändern. Und wenn wir unsere Gedanken verändern, verändern wir unser Verhalten, das wiederum zu neuen Ergebnissen führt. Unser Leben bekommt neuen Schwung.

### MAKIA: Energie folgt der Aufmerksamkeit.

Denken heißt erschaffen. Wenn wir unsere Aufmerksamkeit glasklar auf das richten, was wir erreichen oder bewirken wollen, erschaffen wir für uns und unser Umfeld ein attraktives Zukunftsbild! Unser Fokus entscheidet über Erfolg oder Misserfolg, je nachdem, ob ich ihn auf das richte, was ich will oder auf das, was ich nicht will. Richten Sie Ihre Aufmerksamkeit auf das Problem, wird es größer. Richten Sie sie auf die Lösung, kann diese in Ihr Leben treten. Das ist das Gesetz der Anziehung bzw. der Resonanz.

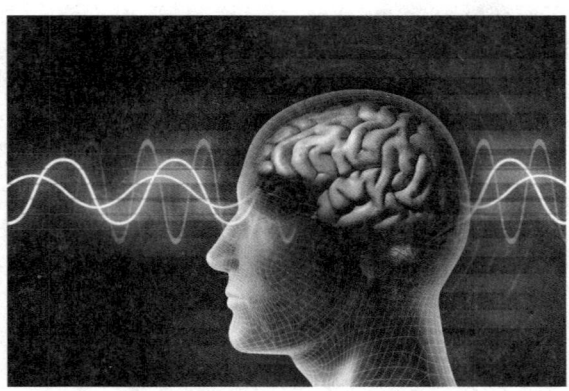

Die Energie folgt der Aufmerksamkeit.

## MANAWA: Jetzt ist der Augenblick der Macht.

Jeder Augenblick ist ein Augenblick der Entscheidung. Ihre Entscheidungen in der Vergangenheit haben Ihre Gegenwart geprägt. Ihre jetzigen Entscheidungen prägen Ihre Zukunft. Die Vergangenheit lässt sich kaum verändern. Die Zukunft ist nicht greifbar. Doch im Hier und Jetzt können Sie Ihr Leben aktiv gestalten. Richten Sie Ihre Energie auf den jetzigen Moment, kann Ihre Kraft frei und gezielt ausgerichtet fließen.

## ALOHA: Lieben bedeutet glücklich sein mit dem, was man hat.

Glück ist kein Zufall, sondern eine bewusste Entscheidung. Ob Sie eine Situation als positiv oder negativ ansehen, als Problem oder als Chance, entscheiden Sie selbst durch Ihre Bewertung der Situation. Glück können Sie ganz einfach erreichen, indem Sie sich bewusst entscheiden, alles, was sich Ihnen in Ihrem Leben bietet, zu lieben und anzuerkennen.

Die Aussage »Ich kann erst glücklich sein, wenn ... (ich abgenommen habe, verheiratet oder endlich pensioniert bin, die Kinder aus dem Haus sind, ich eine größere Wohnung oder einen besseren Job habe etc.)« begrenzt Sie und macht Sie abhängig vom Außen. In dem Sie zu 100 % Verantwortung für sich und Ihr Leben übernehmen, ist das Glück automatisch da. Glück ist nicht an Bedingungen geknüpft. Jeder Augenblick ist ein Moment des Glücks, wenn Sie sich dazu entscheiden.

## MANA: Alle Kraft kommt von innen.

Jeder Mensch hat deutlich mehr Kraft in sich, als er zu glauben vermag. In Ihnen steckt ein unendlich großes Potenzial, aus dem geschöpft werden möchte. Aktivieren Sie diese Kräfte. Erkennen Sie sich als Schöpfer an, und nutzen Sie Ihre Kraft.

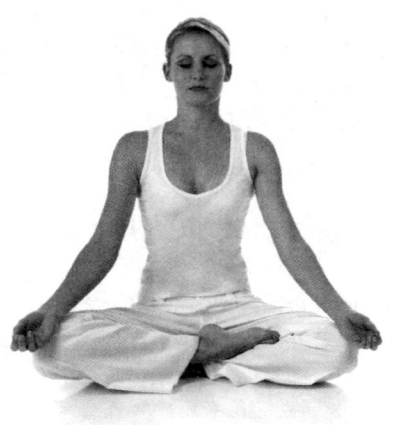

Erkennen der eigenen Schöpferkraft

## PONO: Wirksamkeit ist das Maß der Wahrheit.

Wissen allein ist nicht genug. »Einen Experten erkennt man an seinen Resultaten«, sagen die Kahunas. »An den Früchten werdet Ihr sie erkennen«, steht in der Bibel (Matt 7,20). Es gibt so viel Wissen in der Welt, welches jedoch nur von wenigen Menschen umgesetzt wird. »Es gibt so viele Menschen, die reden, aber wo sind diejenigen, die dem Reden Taten folgen lassen?«, fragte die Sängerin Madonna einst bei einem ihrer Konzerte (im Rahmen der *Confessions Tour* 2006). Reden Sie weniger, und handeln Sie mehr. Nutzen Sie die Chancen, die sich auftun.

Wenn Sie diese sieben Prinzipien befolgen, muss sich Ihr Leben automatisch zum Positiven hin verändern.

# Die Methode heute

*»Die Amerikaner sind uns in einigem voraus –*
*vor allem im Selbstmarketing.«*

Seit einigen Jahren hat die Methode unglaublich an Popularität gewonnen. Woran liegt das? Ganz einfach: Sie verspricht Heilung und Veränderung auf eine schnelle und einfache Art und Weise. Jeder kann sie erlernen, eben weil sie so leicht funktioniert. Das ist es, was Menschen fasziniert. Sie sind nicht länger von der Schulmedizin abhängig. Und auch langjährige Therapien verlieren ihre Notwendigkeit. Das heißt nicht, dass Schulmedizin und Therapien überflüssig werden. Doch gibt es durch Quantenheilung bzw. Zwei-Punkt-Methode für viele Situationen jetzt eine Alternative. Hinzu kommt, dass die Methode wissenschaftlich untermauert ist.

Populär ist sie durch zwei Menschen geworden: Dr. Richard Bartlett, Begründer von »Matrix Energetics« und Dr. Frank Kinslow, Begründer der »Quantenheilung« bzw. von »Quantum Entrainment«, wie sie im Original bezeichnet wird. Beide Ärzte sind in den USA ursprünglich als Chiropraktiker tätig gewesen. Wahrscheinlich wussten sie im Vorfeld nichts von der Zwei-Punkt-Methode, sind jedoch über ihre Arbeit damit in Kontakt gekommen, indem sie zwei Punkte berührten und diese miteinander synchronisierten. Aufgrund ihrer Heilungserfolge kamen immer mehr Menschen zu ihnen, bis sie sich entschieden, die Methode zu lehren – jeder auf seine Art und Weise. Zum Schmunzeln ist dabei, dass wohl beide nichts voneinander wussten und erst über die vielen Seminare voneinander erfuhren.

Amerikaner haben uns eines voraus: Sie wissen sehr gut, wie man intelligentes Marketing betreibt. Und so kam es dann, dass Bartlett und

Kinslow auch ihren Weg nach Deutschland fanden. Mittlerweile gibt es allein in Deutschland wahrscheinlich tausende Menschen, die die Zwei-Punkt-Methode anwenden. Jeder findet seinen eigenen Namen hierfür: »Matrix Inform«, »Matrix Transformation«, »Matrix Heilung«, »Quantum Consciousness Methode« und viele andere. So unterschiedlich sie heißen mögen, machen doch die meisten das Gleiche: zwei Punkte miteinander zu verbinden.

Für mich bedeutet die Methode, dass tief greifende Veränderungen und Heilungen möglich sind; dass sie Dinge ermöglicht, wo andere Methoden scheitern. Doch noch immer passiert das heutzutage eher selten.
In den meisten Fällen wird Quantenheilung nur dafür genutzt, um einen verbesserten Gemütszustand herzustellen. Sie trägt dazu bei, dass sich die Menschen in gewissen Situationen besser fühlen, wo sie normalerweise unzufrieden wären, weil es ihnen nicht gut geht. Deswegen wird ganz häufig davon gesprochen, »eine Welle über das Thema oder die Situation laufen« zu lassen. Das ist toll, denn sehr viele Menschen sind generell eher unzufrieden. Und wenn Quantenheilung dazu beitragen kann, dass sich das verändert, desto besser.

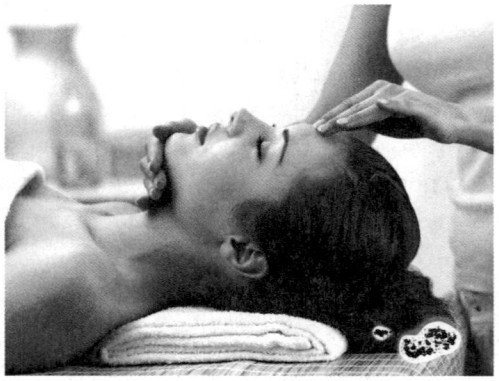

Heilung auf allen Ebenen ist möglich

# Die Zukunft

*»Sie kam, sah und siegte? Schon bald wird sich zeigen,*
*ob diese Methode zu einer legendären wird.«*

Was die Zukunft dieser bahnbrechenden Methode angeht, lässt sich nur spekulieren. Sie wird für die meisten Menschen wahrscheinlich eine weitere Möglichkeit der Heilung sein, so wie es bereits Reiki und viele andere sind. Der Hype, wie er zurzeit um die Welt geht, wird wohl in einigen Jahren verebben.[2] Das ist normal. Es wird viele Menschen geben, die ihr Leben durch diese Methode verbessern. Doch bin ich der festen Überzeugung, dass es nur wenige Menschen geben wird, die den wirklichen Wert dieser Methode erkennen werden: revolutionäre Veränderungen und Heilungen zu ermöglichen. Denn genau das kann sie, vorausgesetzt, Sie verwenden sie nicht nur als bloße Technik.

---

2  Im Juni 2011 hörte ich bereits, dass der Ansturm auf die Seminare zurückgeht. Bleiben werden meines Erachtens diejenigen, die eine wirklich gute Arbeit mit der Methode leisten. Natürlich kann die Qualität bei 400 Menschen in einem Seminar nur selten dieselbe sein wie bei Kleingruppenseminaren.

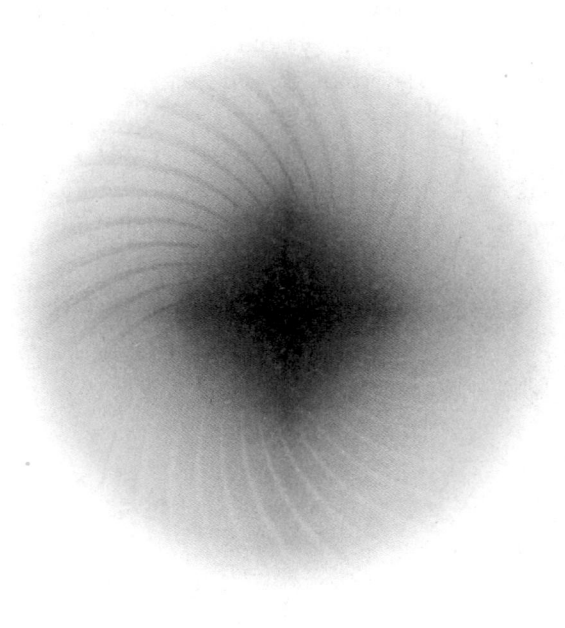

# Quantenbewusstsein statt Quantenheilung?

## Wie uns unser Ego manipuliert

*»Unser Ego hat nur eine einzige Aufgabe:*
*unser Überleben zu sichern.«*

In der westlichen Welt haben wir gelernt, uns auf unseren Verstand zu verlassen. Unsere rationale Seite ist diejenige, die uns Struktur und Ordnung gibt. Sie »weiß«, und zwar ganz genau. Sie ist die Seite des Wissens.

In unserem Gehirn ist all unser Wissen abgespeichert: Zum einen uraltes Wissen, das sich in dem Teil unseres Kopfes befindet, den wir das »Reptiliengehirn« nennen; zum anderen all das Wissen, das wir uns im Laufe des Lebens angeeignet haben. Dieses befindet sich im sogenannten Neocortex.

Wie wird jetzt neues Wissen aufgebaut? Wenn wir etwas über unsere fünf Sinne wahrnehmen und dabei etwas erfahren, was wir in dieser Form noch nicht kennen, so vergleicht das Gehirn mit vorhandenem Wissen und versucht dadurch, sich ein »Bild« von diesem Neuen zu machen. So lernen wir: durch den Abgleich mit bereits Vorhandenem.

Das ist der Grund, weshalb Menschen, die unterschiedlichen Kulturen entstammen, in der gleichen neuen, bisher unbekannten Situation ganz verschiedene Erfahrungen machen. Das Gehirn greift auf die jeweils bekannten Strukturen zurück und verarbeitet die neuen Informationen entsprechend unterschiedlich.

Wahrscheinlich kennen Sie folgende Situation sehr gut: Sie befragen eine Gruppe von Menschen, die alle am selben Ort waren, nach ihren Urlaubserfahrungen. Jeder berichtet etwas anderes. Das ist völlig normal.

Gehen wir ein wenig mehr in die Tiefe. Nehmen wir einmal an, Sie stehen als kleines Kind auf dem Balkon eines Hochhauses und schauen hinunter; und weil Sie natürlich neugierig sind, lehnen Sie sich mit der Zeit ein wenig mehr über die Brüstung. Ihre Mutter sieht das, greift Sie panisch am Arm und zieht Sie zurück. Sie bekommen zu hören: »Kind pass doch auf, das ist lebensgefährlich. Wenn du hinunterfällst, bist du tot.« Sie erschrecken sich im wahrsten Sinne des Wortes »zu Tode«, weil Sie ganz in Gedanken waren.

Was lernen Sie in diesem Moment? Respekt vor der Tiefe zu haben! Je nachdem, wie sehr Sie diese Situation mitnimmt, kann es sein, dass Sie sich entweder schnell erholen und einfach weiterspielen oder aber so erschrocken sind, dass Sie aus dieser Erfahrung heraus eine Höhenangst entwickeln. Auf jeden Fall werden Sie bezüglich Tiefe in Zukunft sehr vorsichtig sein. Grundsätzlich ist das auch sehr positiv. Schließlich möchten Sie ja nicht früher sterben als notwendig, oder? Doch passiert noch mehr. Unser Ego, das wir einerseits sehr lieben und andererseits manchmal lieber im Keller einsperren würden, hat nur einen einzigen Auftrag: unser Überleben zu sichern. Es ist sozusagen unser Leibwächter. Die eben beschriebene Erfahrung wird es unter »besonders wichtig« ablegen. Jedes Mal, wenn Sie in Zukunft in eine Begebenheit kommen, die mit Tiefe zu tun hat, wird es die Erfahrung blitzschnell hervorholen und sie warnen. So kommt es, dass Sie entweder ein etwas mulmiges Gefühl in der Magengegend bekommen, vermischt mit Angst, oder die

Situation gar meiden. Selbst wenn Sie als Erwachsener sehr wohl gelernt haben, mit der Tiefe umzugehen, wird Sie das Ego immer wieder erneut warnen. Ganz einfach deshalb, weil es damals die Erfahrung als eine besonders wichtige abgelegt hat.

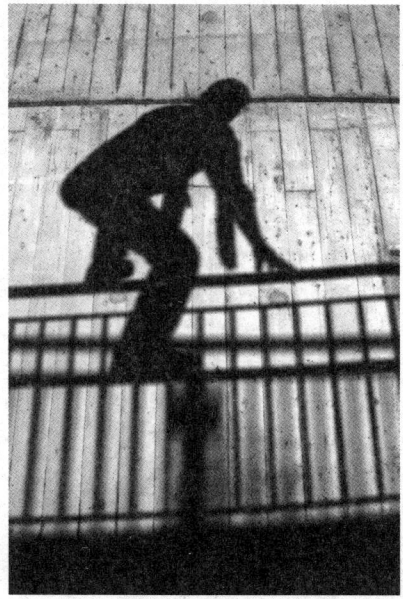

Kind, pass doch auf!

Je intensiver die Erfahrungen aus Ihrer Kindheit gewesen sind und je stärker sie Sie emotional mitgenommen haben, desto mehr prägen diese Sie für die Zukunft. Und all das nur, weil Ihr Ego den Auftrag hat, Ihr Überleben zu sichern. Leider holt das Ego in heutigen Situationen die frühen Erfahrungen heraus und lässt all das, was Sie im Nachhinein darüber gelernt haben, außen vor. Das Ego handelt aus den frühen kindlichen Erfahrungen heraus. Daher wird alles, was mit Tiefe zu tun hat, Sie entsprechend emotional bewegen.

Dieses Beispiel zeigt wunderbar auf, warum wir so sind, wie wir sind. Das Ego macht all die Sachen nicht, um Sie zu ärgern, sondern um Ihr Überleben zu sichern. Das Einzige, was es lernen darf, ist, die Sichtweise zu verändern. Wenn das Ego lernt, die Erkenntnisse des erwachsenen Menschen mit einzubinden, wird es aufhören, Sie zu manipulieren. Im Abschnitt »Der Dreiklang« werde ich ausführlich darauf eingehen.

Ich möchte Ihnen an dieser Stelle weitere Beispiele aufzeigen, wie sich Menschen durch frühe Erfahrungen auch im hohen Alter noch selbst daran hindern, das zu erreichen, was sie sich wünschen.
Eine Coaching-Klientin bekam als kleines Mädchen nur wenig Aufmerksamkeit, weil beide Eltern berufstätig waren. Doch immer, wenn sie krank wurde, waren Mama und Papa da und haben sie umsorgt. Sie bekam Schokolade und alles, was sie sonst nicht erhielt. So lernte sie, dass sie Aufmerksamkeit bekommt, wenn sie krank ist. Dieses Verhaltensmuster verselbstständigte sich so sehr, dass sie bis heute, im zarten Alter von 60 Jahren, immer noch ständig krank ist. (In der Einleitung erwähnte ich einen ähnlichen Fall.)

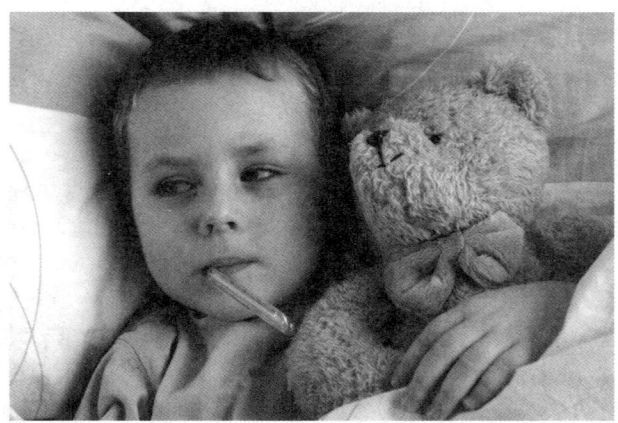

Da ist sie, die Aufmerksamkeit.

Ein Familienvater bekam als kleiner Junge mit, dass sich die Eltern ständig stritten, wenn es um die Verteilung des Geldes ging. So lernte er, dass Geld dazu führt, dass Unfrieden in der Familie herrscht. Als erwachsener Mann mit zwei Kindern arbeitet er sehr hart und kommt dennoch nie zu Geld. Das ist verständlich, denn er will ja Streit in der Familie vermeiden. So sorgt sein Verhaltensmuster dafür, dass zu jeder Zeit gerade genug Geld da ist, doch niemals mehr.

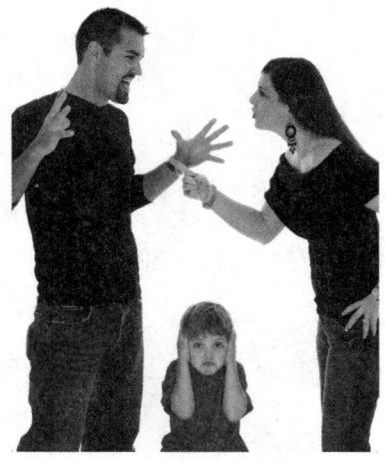

Und das Kind ist mittendrin.

Eine sehr strebsame Frau kann tun und lassen, was sie will, sie wird einfach nicht erfolgreich. Und das nur, weil sie als kleines Kind ständig von ihrer Mutter hörte, dass Karriere Männersache sei und die Ehefrau dazu da sei, den Mann emotional zu unterstützen. Frauen sollten sich lieber zurückhalten und für die Kinder sorgen. Auch hier leistet das Ego aufgrund des Verhaltensmusters ganze Arbeit.

Und so gibt es noch Hunderte von Beispielen, weshalb das Ego Sie manipulieren *muss*. Zwar gibt es aus Erwachsenensicht für die obigen Beispiele keinen Grund, dass Ihr Überleben nicht gesichert wäre, doch bedenken Sie, dass das Ego aus der frühen Kindessicht schaut. Zu geringe Aufmerksamkeit wirkt da schon eher lebensbedrohlich, genauso wie streitende Eltern oder ein falsches Verhalten als Frau.

Möchten Sie herausfinden, weshalb Sie Ihr Ego ständig manipuliert? Dann führen Sie folgende Übung durch:

### Dem Ego auf der Spur

Schauen Sie sich Ihr Leben an. Wo genau kommen Sie nicht weiter? In welchen Bereichen hindern Sie sich am Vorwärtskommen oder werden vermeintlich daran gehindert? Nehmen Sie sich jeweils ein Beispiel vor.
Erinnern Sie sich dann zurück an Ihre frühe Kindheit. Sollten Sie keine Erinnerungen mehr haben, fragen Sie Menschen, die dabei waren. Im Idealfall Ihre Eltern, aber auch Geschwister, frühe Freunde usw.

1. Was genau haben Sie in dieser Zeit über das Thema bzw. die Situation erfahren?
2. Was haben Ihnen Ihre Eltern, Lehrer, Großeltern, Freunde usw. darüber erzählt?
3. Wie haben Ihnen Ihre Eltern oder diejenigen, bei denen Sie aufgewachsen sind, die Situation vorgelebt?
4. Was für einschneidende Erlebnisse gab es zum Thema in jener Zeit?

Erforschen Sie sich, lernen Sie sich neu kennen und schreiben Sie alles auf. Sortieren Sie dann Ihre Dokumentationen.

Meine Erfahrungen und Erlebnisse aus der frühen Kindheit zum Thema »_____«:

_____

_____

_____

_____

_____

_____

_____

_____

_____

_____

_____

_____

_____

_____

_____

_____

_____

_____

_____

_____

_____

_____

_____

_____

_____

_____

_____

_____

_____

Haben Sie sich alles notiert? Wunderbar. Wie könnte nun der daraus resultierende entscheidende Glaubenssatz, die entscheidende Überzeugung lauten, der bzw. die Sie immer wieder daran hindert, ein erfülltes Leben zu führen?

Hier kommen ein paar Beispiele, wie solche Überzeugungen lauten können:

- Ich muss alles perfekt machen, gut ist nicht gut genug.
- Nur wenn ich etwas leiste, bin ich gut.
- Bescheidenheit ist eine Zier.
- Ich muss immer hübsch aussehen.
- Ich muss schlank sein, um einen Mann zu bekommen.
- Für Geld muss man hart arbeiten.
- Männer können nicht treu sein.
- Man kann nicht spirituell und gleichzeitig wohlhabend sein.
- Nur wenn ich gut für andere sorge, bin ich ein guter Mensch.
- Kümmere dich immer erst um die anderen und dann um dich.
- Du hast zwei linke Hände.
- Wunderheiler sind Scharlatane.
- Usw.

Auch hier gibt es Hunderte von möglichen Glaubenssätzen. Wie heißt Ihrer?

_____

_____

_____

Auf S. 53 erhalten Sie eine Übung, mit der Sie diese Überzeugung ein für alle Mal verändern können. Führen Sie die Übung nicht zum jetzigen Zeitpunkt durch. Es hat einen guten Grund, dass sie erst dort beschrieben ist.

## Von der Technik zum Bewusstsein

*»Wer die Quantenheilung zur Technik degradiert,*
*hat das wahre Wunder verkannt.«*

Viele Menschen sind der Meinung, dass sie mit der Quantenheilung eine ganz wunderbare Technik erwerben, die ihr Leben entscheidend verändern wird. Doch liegt genau hier der Grund verborgen, weshalb diese Menschen unzufrieden bleiben werden. Quantenheilung als *Technik* zu verwenden ist ungefähr dasselbe wie ein Cabrio immer mit geschlossenem Verdeck zu fahren. Das wirkliche Erlebnis wird Ihnen immer verschlossen bleiben. Diese neue Heilmethode ist keine Technik. Sie ist viel mehr als das. Genauso wenig wie *The Secret – Das Geheimnis um das Gesetz der Anziehung* keine Technik ist, sondern eine *Lebenseinstellung*, ist auch das Verständnis der Quantenheilung keine Technik, sondern eine Veränderung des eigenen Bewusstseins. Wenn Sie verstanden haben, worum es bei der Heilung geht und was mit ihr möglich ist, wird Ihr Leben nie wieder so sein wie zuvor. Die meisten Dinge werden, reduziert auf eine Technik, nie ihre wahre Kraft erzeugen können. Ich habe früher viel mit Verkäufern gearbeitet, um ihnen aufzuzeigen, was Verkauf und Service wirklich bedeuten. Diejenigen, die ein Bewusstsein für das Verkaufen bzw. den Service entwickelten, wurden immens erfolgreich. Weil sie keine Techniken verwendeten, sondern eine Riesenfreude daran entwickelten, Menschen aus dem Herzen heraus etwas Gutes zu tun.

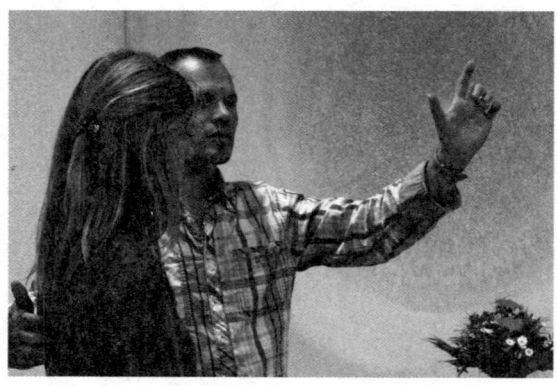

Quantenheilung ist keine Technik.

Es geht also um eine Bewusstseinserweiterung. So schlimm wie LSD als Droge sein mag: Sie schafft es, die uns umgebenden Filter so weit zu reduzieren, dass wir viel mehr wahrnehmen als normal. Wie kann das sein? Ganz einfach: Unsere fünf Sinne sind in der Lage, mehr als 40 Millionen Informationseinheiten pro Sekunde aufzunehmen. Unser Gehirn kann jedoch davon lediglich 50 Einheiten pro Sekunde umsetzen. Somit werden fast alle Informationen rigoros herausgefiltert. Lediglich 0,000125 % erreichen das Bewusstsein.

Wer entscheidet jetzt, was durch die Filter hindurchkommt? Das Gehirn mit all dem Wissen, was es in sich trägt. Wenn Sie also eine bestimmte Überzeugung haben, so trägt diese dazu bei, Ihre Filter zu beeinflussen. Es kommen lediglich die Informationen hindurch, die Ihrer Überzeugung entsprechen. Wenn Sie der Meinung sind, dass Menschen Sie nicht attraktiv finden, dann sorgen Sie für ein entsprechendes Filtersystem. Das Gleiche erfolgt, wenn Sie gelernt haben, dass das Leben hart und ungerecht ist. Alle Situationen, die das Leben leicht machen, werden herausgefiltert. So einfach ist das – oder eben auch nicht. Sie sind Architekt Ihrer eigenen Wirklichkeit. Durch all Ihre Erlebnisse wird Ihr Filtersystem beeinflusst. Somit interpretieren Sie alle Situationen Ihrem Filtersystem entsprechend, verhalten sich danach und bekommen Ihre Ergebnisse.[3] Ihre Filter machen Ihre Identität aus. Und somit Ihr Leben.

Aus diesem Grund ist es enorm wichtig, sein Bewusstsein zu erweitern. Nein, nicht mit LSD, sondern auf eine viel angenehmere und effektivere Art und Weise. Die erste haben Sie gerade kennengelernt. Wenn Sie Architekt Ihrer eigenen Wirklichkeit sind, dann haben Sie auch die Möglichkeit, Ihr Filtersystem neu zu justieren. Verändern Sie die Filter, beispielsweise indem Sie Ihre bisherigen Überzeugungen infrage stellen. Nicht alles, was Sie gelernt haben, ist auch richtig. Denn alles, was sie gelernt haben, kommt von einer bestimmten Person bzw. Personengruppe. Somit ist es subjektives Wissen, das wiederum eine subjektive Wahrheit erzeugt.

Denn wer sagt, dass das, was Sie von anderen Menschen, aus Büchern oder von den Medien erfahren, wirklich wahr ist? Wie lange war es weltweit klar, dass man 100 m nicht in weniger als 10 Sekunden laufen kann. Irgendwann kam jemand, der davon nichts wusste und einfach schneller lief. Interessant ist, dass in demselben Jahr noch vier weitere Menschen unter 10 Sekunden liefen und im Folgejahr noch viele mehr. Wahrheit ist immer subjektiv. Objektiv wird sie erst, wenn sie dazu gemacht wird. Und das auch nur so lange, bis eine neue subjektive Meinung größer ist als die bisher objektive. Das ist der Zeitpunkt, an dem es eine neue Wahrheit gibt. Wer hätte vor 20 Jahren gedacht, dass irgendwann jeder mit einem kleinen Gerät am Ohr herumläuft und damit jeden Menschen auf der ganzen Welt erreichen kann. Selbst Kinder haben heute ein Handy. Würde man einen Menschen des neunzehnten Jahrhunderts ins Jahr 2011 »beamen« können, so gäbe es wahrscheinlich Hunderte neuer Glaubenssätze für ihn, weil seine alten sich von jetzt auf gleich in Luft auflösen würden.

---

3    Im dritten Kapitel beschreibe ich das ausführlich als das »Modell des Lebens«.

Der Glaube versetzt Berge. Was wollen Sie also glauben? Was ist möglich und was nicht? Gerade in der Quantenheilung ist die Frage des Glaubens eine ganz entscheidende. Ich weiß beispielsweise für mich, dass ich – richtig angewandt – jede Krankheit zum Guten verändern kann.

Selbst wenn ich offiziell kein Heiler bin, da ich kein Heilpraktikerzertifikat habe, traue ich mir zu, mit meiner Arbeit jeden Menschen dabei zu unterstützen, ein erfülltes, glückliches und gesundes Leben voller Wohlstand zu erschaffen. Dass es klappt, erlebe ich durch die Veränderungen bei meinen Klienten. Mein Glaube macht mich zu dem Menschen, der ich bin. Die neuen Wissenschaften besagen, dass ein Drittel aller medizinischen Heilungen auf dem sogenannten Placebo-Effekt beruhen. So machtvoll ist also unser Glaube.

*Woran glauben Sie? Machen Sie Unmögliches möglich.*
*Werden Sie zum aktiven Schöpfer!*

Im nächsten Kapitel gehe ich ausführlich auf das Thema »Schöpfer sein« ein. Werden Sie sich also dessen bewusst, was Sie tun. Sie erschaffen Ihr Leben selbst – jeden Tag, immer wieder neu.

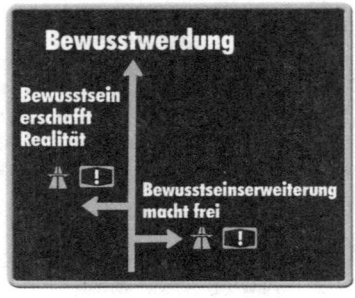

Bewusstwerdung

»Bewusstsein erschafft Realität.« Das ist die allgemeingültige Aussage der Neuen Wissenschaften. »Bewusstseinserweiterung macht frei«, wäre eine Ergänzung dazu von meiner Seite aus.

## Ein Bewusstsein für Heilung und Veränderung

Für meine Arbeit habe ich 12 Grundannahmen festgelegt. Diese machen meine Arbeit so erfolgreich:

1. Nichts im Universum geschieht ohne Grund.
2. Jedes Problem, jeder Schmerz, jede Krankheit, Angst oder Blockade ist dazu da, mir etwas mitzuteilen: nämlich, mein Leben zu ändern.
3. Alle Themen haben aufgrund dessen etwas Positives, selbst wenn ich das im Moment noch nicht glauben oder verstehen kann.
4. Nur wenn ich den Verstand mit ins Boot hole, kann eine nachhaltige Veränderung einsetzen.
5. Jede Krankheit hat eine psychosomatische Ursache.
6. Alles ist heil- oder veränderbar.
7. Es gibt keine Grenzen des Möglichen.
8. Es gibt nichts zu beurteilen. Jede Form der Heilung ist erfolgreich, egal, wie groß oder klein sie sein mag.
9. Ich habe immer die freie Wahl zu entscheiden, Heilung anzunehmen oder alles zu belassen, wie es ist.
10. Meine innere Führung zeigt mir immer den richtigen Weg.
11. Ich setze lediglich Impulse, um meine Selbstheilungskräfte oder die meines Gegenübers in Gang zu setzen.
12. Act on it! Ich lebe so, wie es mir mein Thema aufzeigen wollte.

Mit diesen Grundannahmen gibt es keine Begrenzungen mehr. Sie ermöglichen mir, alles zu erreichen, was ich durch die Quantenheilung erreichen möchte. Beherzige ich sie, so kann ich mit einem ganz anderen Bewusstsein für Heilung in den Veränderungsprozess einsteigen – und damit revolutionäre Erfolge hervorbringen.

In all den Jahren meiner Coaching-Tätigkeit gab es kein Thema, welches nicht psychischen Ursprungs war, egal, ob es sich um Krankheit, Schmerzen oder etwas anderes handelte. Oftmals war es nicht auf den ersten Blick ersichtlich, doch sowie ich mit meinen Fragen mehr in die Tiefe ging, kamen wir immer auf ein Thema, dessen Ursache in vielen Fällen in der frühen Kindheit zu finden war. Hier kommen wir zu einem äußerst wichtigen Aspekt: Als Technik verwendet, befreit die Quantenheilung Sie lediglich von den Schmerzen, Ängsten oder Blockaden. Doch wird die Zwei-Punkt-Methode damit zu einer »Tablette« degradiert, die Symptome behandelt. Ganzheitlich betrachtet ist jedoch viel mehr vorhanden als nur das Symptom. Mit einem erweiterten Bewusstsein schaue ich mir das Thema von allen Seiten her an.

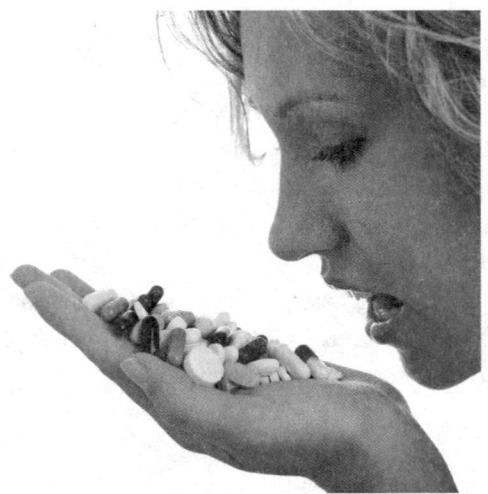

Symptombehandlung führt nicht zu langfristiger Heilung.

Somit gilt es, auch das Naturgesetz von Ursache und Wirkung mit einzubeziehen. Alles hat einen Grund. Dieser ist nicht immer sogleich ersichtlich. Wenn Sie jedoch den Grund herausfinden, indem Sie mit dem Thema in Kontakt gehen, lässt sich in den meisten Fällen sehr schnell eine Veränderung hervorrufen.[4]

Unser Verstand ist fast immer dafür verantwortlich, dass wir Veränderungen oder Heilungen nicht hervorrufen können. Deshalb ist es so wichtig, den Verstand mit ins Boot zu holen und ihn vom Widersacher zum Unterstützer zu wandeln.

Es gibt keine Grenzen des Möglichen. Alles ist heilbar. Davon bin ich fest überzeugt. Begrenzungen finden lediglich im Kopf statt. Wenn Sie diese Grenzen überwinden, gibt es nichts mehr, was Sie zurückhalten kann. Schon der Placebo-Effekt zeigt auf, wie Grenzen spielend überwunden werden. Es gibt so viele Wunder auf der Welt, die wir – aufgrund des Verstandes und unseres begrenzten Wissens – im ersten Moment nicht für möglich halten.

Mithilfe der Quantenheilung setzen Sie Impulse, die dazu führen, dass die Selbstheilungskräfte Ihres Gegenübers oder Ihrer selbst in Gang gesetzt werden. Somit können Sie nie im Vorfeld wissen, wie Ihr Ergebnis aussehen wird. Selbst wenn sich nichts verändert, kann es immer noch sein, dass nach Wochen, Monaten oder Jahren eine Veränderung eintritt. Jeder Einsatz von Quantenheilung ist erfolgreich. Je weniger Sie in den Prozess eingreifen und je weniger Erwartungen Sie an das Ergebnis haben, desto mehr darf passieren. Das heißt natürlich nicht, dass Sie keine Absicht haben sollten. Es gibt einen klaren Unterschied zwischen Erwartung und Absicht. Bei der Erwartung erhoffen Sie sich ein bestimmtes Ergebnis. Die Absicht lenkt die Energie, lässt jedoch das genaue Ergebnis offen. Also setzen Sie für jede Quantenheilung eine Absicht, doch lassen Sie eine Erwartung aus dem Spiel.

---

4   Mehr dazu auf S. 47.

Es gibt ein weiteres Naturgesetz, das der Wahlfreiheit. Es mag Situationen geben, in denen Sie vielleicht das Gefühl haben, dass Ihre Entscheidungsfreiheit eingeschränkt sei, doch können Sie sich *immer* entscheiden. Selbst wenn Sie sich nicht entscheiden, haben Sie sich entschieden. Somit haben Sie immer die Wahl, selbst wenn eine Blockade Sie daran hindern mag. Es gibt immer Experten, zu denen Sie gehen können, damit die Blockade verschwinden darf.

Das HeartMath Institute in Kalifornien hat in jahrelanger Forschungsarbeit herausgefunden, dass wir über unser Herz mit allem im Universum verbunden sind. Somit ist unser Herz klüger als unser Verstand, denn unser Verstand kann nur aus dem Wissen, das er gesammelt hat, Schlussfolgerungen ziehen. Das Herz kann über die Verbundenheit zu allem auf sämtliches Wissen zurückgreifen. Daher ist es immer klüger, auf die Intuition zu hören als auf den Verstand. Wenn Sie lernen, auf Ihre Intuition zu hören, folgen Sie grundsätzlich dem, was für Sie am besten ist. Sie sollten allerdings nicht das Bauchgefühl mit der Intuition verwechseln. Das sind zwei völlig unterschiedliche Dinge.
Stellen Sie sich einmal vor, Sie würden Schokolade lieben und aus irgendeinem Grund nach Jahren Diabetis bekommen. Was würde wohl passieren, wenn Sie das nächste Mal an den Schrank für Süßigkeiten gingen? Hätten Sie ein gutes Gefühl oder eher ein schlechtes? Sollten Sie kein schlechtes Gewissen haben, wäre Ihr Bauchgefühl sicherlich wunderbar. Ihre Intuition würde Ihnen wahrscheinlich eher das Gegenteil mitteilen.
Das Bauchgefühl ist auf ihr momentanes Wohlbefinden ausgerichtet, während die Intuition weiß, was wirklich richtig und wichtig für Sie ist. Aus diesem Grund ist es enorm wichtig, zwischen Bauch und Herz zu unterscheiden.[5]

---

5  Mehr zu diesem Aspekt im Abschnitt »Herzintelligenz« auf S. 150.

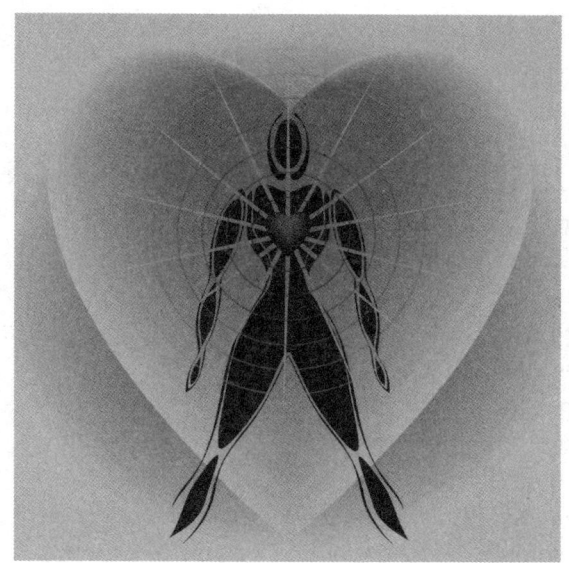

Herzintelligenz

## Der Dreiklang: Verstehen – Verändern – Handeln!

*»Erst wenn der Verstand versteht,*
*darf langfristige Heilung geschehen.«*

Kommen wir nun zu dem für mich wichtigsten Aspekt von Heilung und Veränderung. Im ersten Abschnitt dieses Kapitels schrieb ich über das manipulierende Ego. Sowie eine Veränderung eintritt, die das Überleben beeinträchtigen könnte, wird das Ego alle nur erdenklichen Strategien auffahren, damit der ursprüngliche Zustand erhalten bleibt. Wie trickreich diese Strategien sein können, möchte ich Ihnen anhand einer Geschichte aufzeigen.

## Sonjas Heuschnupfen

Meine Ehefrau Sonja hat seit Jahrzehnten Heuschnupfen. Ich habe mit Ihr schon viel und auch erfolgreich an unterschiedlichsten Themenstellungen gearbeitet. Selbst sehr tief greifende Überzeugungen, die ihr Leben in der Vergangenheit arg reglementierten, durften sich verändern. Heilung durfte geschehen. Doch an ihrem Heuschnupfen biss ich mir bislang die Zähne aus. Mit meiner Heilmethode »Quantum Energy«, die unter anderem die Quantenheilung beinhaltet, probierte ich verschiedenste Dinge aus. Der Heuschnupfen ließ nach. Doch kurze Zeit später verschlimmerte er sich wieder. Egal, was ich machte, der Heilungserfolg hielt nie lange an. Nach längerer Zeit fanden wir schließlich heraus, woran es lag: Natürlich hat auch Sonjas Heuschnupfen einen guten Grund, weshalb er in ihrem Leben ist. Er soll sie auf etwas hinweisen. Dies fand sie jedoch bis dato nicht heraus. Nachdem sie mehrfach mit dem Schnupfen in Kontakt gegangen war, machte es irgendwann »klick« und ihr war klar, wozu ihre Krankheit da ist.

Sonja ist eine hochsensible Frau. Doch sie wollte nie anerkennen, dass ihr Körper äußerst sensibel reagiert, weil sie in frühen Jahren viel schlimme Erfahrungen machte, wenn sie ihrem Partner »vorjammerte«, wie schlecht es ihr ging. Also ließ sie es sich bei mir nur wenig anmerken, um nicht erneut Vorwürfe zu erhalten.

Ihre Hochsensitivität führte allerdings auch dazu, dass ihre medialen Fähigkeiten desto stärker hervortraten, je mehr sie die Sensitivität zuließ. So erfuhr sie also, dass der Heuschnupfen sie lediglich dazu veranlassen will, ihre Sensitivität anzunehmen. Immer, wenn ich mit ihr an der Heilung arbeitete, musste Sonjas Verstand kurze Zeit später den alten Zustand wiederherstellen, weil die Aufgabe des Heuschnupfens noch nicht erfüllt war. Ich konnte also tun und lassen, was ich wollte, mein Vorhaben war von Anfang an zum Scheitern verurteilt.

Sonjas Fall soll als Beispiel dafür dienen, welchen Einfluss unser Verstand auf unser Leben hat. Er ist somit das machtvollste Instrument unseres Körpers. Eigentlich ist es unser Herz, doch haben wir in unserer Kultur seit den wissenschaftlichen Forschungen Newtons und Descartes und dem daraus entstandenen Rationalismus dem Verstand immer mehr Macht eingeräumt. Davor sahen wir die Dinge noch ganzheitlich, von allen Seiten betrachtend. Doch trennten die Ansichten der damaligen Wissenschaften Körper, Geist und Seele voneinander. Alle weiteren Forschungen bauten darauf auf.

Ihr Verstand ist dazu da, die Kontrolle zu behalten. Aus diesem Grund ist es wichtig, ihn beim Heilungs- und Veränderungsprozess mit ins Boot zu holen. Damit er nicht mehr manipulieren muss. Stellen Sie sich einmal vor, wie es wäre, wenn der Verstand nicht gegen, sondern für das arbeiten würde, was Sie so gern wollen. Wäre das nicht toll? Genau darum geht es: den Verstand zum Mitspieler zu machen, zum Verbündeten. Doch ist Ihr Verstand lediglich Erfüllungsgehilfe – für Ihr Ego. Damit dieses seinen Auftrag erledigen kann: Ihr Überleben zu sichern. Und das tut es mit aller Macht.

Daher ist das Ego die Nr. 1 in Sachen Macht und regiert oft wie ein Diktator. Natürlich nur so lange, wie Sie es in dieser Position belassen. Und der Verstand ist als Kontrollorgan sein Helfer dafür. Wie gut der Verstand seinen Job erledigt, wissen Sie selbst wahrscheinlich am besten. Er hält die subtilsten Strategien bereit, um den alten Zustand aufrechtzuerhalten – da ja das Vertraute vermeintlich unser Überleben sichert. Das ist übrigens auch einer der Gründe, weshalb die Angst vor Veränderungen eine der größten des Menschen ist: Er müsste dann sein vertrautes Territorium verlassen, seine Komfortzone. Doch da er nicht weiß, was außerhalb der Komfortzone geschieht, verlässt er sie lieber nicht.

## Den Verstand und das Ego zu Verbündeten machen

Wie ist es nun möglich zu verstehen, wozu der Schmerz, die Krankheit, die Angst oder die Blockade da ist und vor allem worauf sie Sie hinweisen möchte? Jedes Thema möchte Sie auf etwas hinweisen, jedes! Selbst wenn Sie es im ersten Moment nicht nachvollziehen können oder wollen. Denken Sie daran: Nichts im Universum geschieht grundlos. Auch wenn Ihr Verstand jetzt rebelliert und Sie dieses Buch am liebsten in den Mülleimer werfen würden: Es lässt sich nicht leugnen, dass all die vermeintlichen »Probleme« etwas Positives haben. Jeder Schmerz und jede Krankheit ist für etwas gut, jede Konfrontation mit Ihrem Chef oder Ihrem Partner ebenfalls. Jede zerbrochene Beziehung und all die anderen Themen dienen Ihnen. Vorausgesetzt, Sie verstehen die Zusammenhänge. Geben Sie diesem Buch eine Chance. Allein das Wissen um dieses Kapitel kann ihr Leben rigoros verändern.

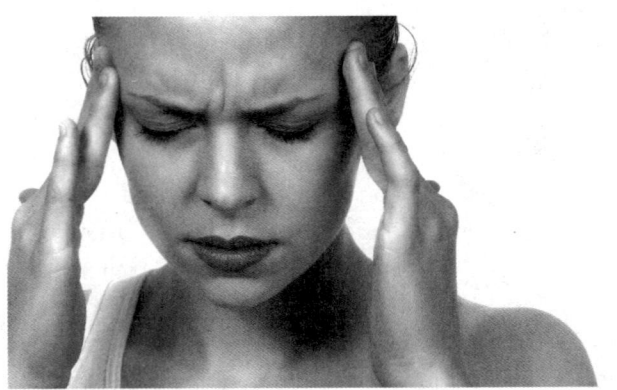

Jede Krankheit, jeder Schmerz, jede Angst und jedes Verhaltensmuster
will uns auf etwas hinweisen.

Können Sie sich vorstellen, dass es möglich ist, allein über das Verstehen Heilung zu erlangen? Können Sie sich vorstellen, dass es damit sogar möglich ist, schlimme Krankheiten oder Schmerzen zu heilen? Ich habe bereits unterschiedlichste Erfahrungen hierzu gemacht und bin immer wieder erneut erstaunt, was möglich ist. Eine meiner Klientinnen konnte sich dadurch von ihren heftigen Schmerzen befreien, die sie ihr Leben lang begleitet hatten. Bei einer anderen verschwanden jahrzehntelange Zweifel. Ein dritter Klient verlor unmittelbar seine Angst. All das war möglich, ohne im Nachhinein überhaupt noch eine Quantenheilung durchführen zu müssen. Sie alle gingen lediglich in Kontakt mit ihrem Thema und fanden so heraus, worauf es sie seit seinem Auftreten hinweisen wollte. Als sie daraufhin ihr Leben entsprechend veränderten, verlor das Thema seine Aufgabe. Schmerzen, Angst und Zweifel verschwanden. Sie kamen erst wieder, als die Personen »rückfällig« wurden. Das Thema erinnerte sie liebevoll an seinen ursprünglichen Auftrag. So konnten meine Klienten wieder dem neuen Leben entsprechend handeln.

Diese Beispiele zeigen sehr gut die Kraft des Verstehens auf. Damit auch Sie in der Lage sind zu verstehen, wozu Ihr Thema gut ist und worauf es Sie hinweisen möchte, stelle ich Ihnen jetzt die Übung vor, mit der Sie in Kontakt mit Ihrem Thema gehen können.

### Die Kontaktaufnahme

Machen Sie es sich bequem. Setzen oder legen Sie sich hin. Schließen Sie Ihre Augen, und konzentrieren Sie sich auf Ihren Atem, wie er kommt und wieder geht. Mit jedem Atemzug werden Sie ruhiger und können sich mehr und mehr entspannen. Spüren Sie, wie der Alltag von Ihnen abfällt, während Sie ruhiger und ruhiger werden. Verlagern Sie jetzt ihre Aufmerksamkeit auf Ihren Schmerz, Ihre Krankheit, Blockade oder Angst. Was auch immer Ihr Thema ist, mit dem Sie in Kontakt gehen möchten, konzentrieren Sie sich ganz darauf. Kommen Sie nicht sofort in Kontakt, erinnern Sie sich an eine Situation, in der Ihr Thema ganz präsent war. Gehen Sie so stark in die Erinnerung, bis Sie das Thema fühlen können.

Lokalisieren Sie jetzt, wo im Körper Sie das Thema wahrnehmen. Konzentrieren Sie sich ganz auf diesen Punkt. Sollte das Gefühl zu intensiv sein, so stellen Sie sich vor, Sie hätten einen Thermostat in Ihrer Hand, mit dem Sie die Intensität auf ein erträgliches Maß herunterregeln können – und zwar so, dass sie weiterhin handlungsfähig bleiben.

Sprechen Sie nun Ihr Thema an, indem Sie es aus Ihrem Innern heraus fragen, ob es mit Ihnen in Kontakt treten möchte. Es wird eine Antwort kommen, ganz bestimmt. Nicht immer muss diese Antwort verbaler Natur sein. Es kann auch sein, dass Sie eine Veränderung in dieser Region spüren oder ein Bild sehen. Was auch immer kommt, lassen Sie es zu. Sollte die Antwort negativ ausfallen oder gar nichts passieren, dann fragen Sie, was Sie tun können, um den Kontakt herzustellen. Denken Sie daran, bisher hatte Ihr Thema noch nie Kontakt zu Ihnen. Da braucht es ein entsprechendes Vertrauen.

Ist die Kontaktbereitschaft da, gehen Sie einen Schritt weiter. Fragen Sie, ob es einen Namen hat. Egal, was für ein Name kommt, akzeptieren sie ihn. Selbst wenn er für Sie unpassend oder unverständlich klingen mag. Fragen Sie anschließend: »Ich möchte gern mehr über dich erfahren. Wozu bist du hier?« Oder: »Worauf möchtest du mich hinweisen?« Oder: »Was ist deine Aufgabe?« Sie können einen Dialog aufbauen. Seien Sie neugierig, schließlich geht es darum zu verstehen: »Was kann ich tun, damit deine Aufgabe erfüllt ist?«, »Ich möchte dir gern helfen. Bitte gib mir einen Tipp, was ich tun kann« usw.

Wenn Sie herausgefunden haben, wozu Ihr Thema da ist und worauf es Sie aufmerksam machen möchte, dann klären Sie, ob sein Auftrag damit erfüllt sein wird, wenn Sie seinen Hinweis beachten und

Ihr Leben verändern. Ist dem nicht so, dann fragen Sie nach, was es noch braucht, damit die Aufgabe erfüllt sein wird.

Ist sie erfüllt, fragen Sie weiter, ob es einen neuen Auftrag haben möchte. Das ist meist der Fall, doch kann es auch sein, dass es einfach nur frei sein möchte. Ist es für eine neue Aufgabe bereit, bitten Sie Ihr Thema darum, Sie dabei zu unterstützen, dem Hinweis des Themas zu folgen. Wenn es dazu bereit ist – was meistens so ist –, schlagen Sie einen »Deal« vor. *Sie* übernehmen Ihre Aufgabe und *Ihr Thema* seine neue unterstützende Aufgabe. Lösen Sie nicht eher den Kontakt, bis beide Seiten zufrieden sind. Bedanken Sie sich bei sich selbst und bei Ihrem Thema. Schließlich hat es Ihnen so lange gedient. Verabschieden Sie sich dann. Konzentrieren Sie sich nun wieder auf Ihren Atem, und kommen Sie über diesen mehr und mehr an die Oberfläche Ihres Bewusstseins zurück. Wenn Sie wieder ganz da sind, öffnen Sie Ihre Augen.

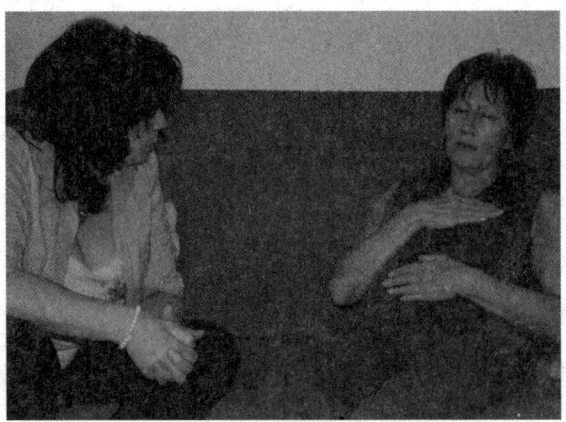

Übung »Kontaktaufnahme«

Das war es schon. Jetzt liegt es an Ihnen. Setzen Sie Ihren Teil des Deals um. Handeln Sie. Selbst wenn es Ihnen schwer fallen sollte. Doch genau das wird Ihr Leben verändern. Wahrscheinlich brauchen Sie im Nachhinein gar keine Quantenheilung mehr durchzuführen. Das Verstehen ist eine Voraussetzung dafür, dass der Heilungsprozess durch die Quantenheilung langfristig anhält.

## Der kinesiologische Test

Manchmal spielt einem das Universum einen Streich. So zumindest erging es mir, als ich die Quantenheilung in einem meiner Seminare auf der Bühne vorführte. Rund hundert Augen waren auf mich und meinen »Probanden« gerichtet, als es darum ging, diesen von Schmerzen zu befreien. Doch nichts geschah. Egal, wie häufig und lange ich Quantenheilung anwendete, es fand keine Veränderung statt. Zum Glück hörte ich dann auf meine innere Stimme, die mich an den kinesiologischen Test erinnerte. Ich führte ihn an meiner Teilnehmerin durch und es stellte sich heraus, dass für die Schmerzen noch nicht der richtige Zeitpunkt gekommen war, zu gehen. Die Teilnehmerin hatte nämlich noch nicht verstanden, worauf der Schmerz sie aufmerksam machen möchte. Also schickte ich sie zurück auf ihren Platz und lud einen weiteren Teilnehmer ein, an sich die Quantenheilung durchzuführen. Es funktionierte sofort. Der Schmerz ließ ad hoc nach.

So kann es unterschiedliche Gründe geben, weshalb noch nicht der richtige Zeitpunkt gekommen ist, dass Heilung einsetzen darf. Damit Sie nicht frustriert sind und irrigerweise zu der Meinung gelangen, Quantenheilung funktioniere bei Ihnen nicht, empfehle ich Ihnen, vor jeder Anwendung den kinesiologischen Test durchzuführen. Quantenheilung funktioniert immer. Nur ist nicht immer der perfekte Zeitpunkt da.

Was ist nun der kinesiologische Test? Dieser wird auch Muskeltest genannt und findet weltweit millionenfache Anwendung. Die Grundannahme der Kinesiologie ist, dass uns Dinge, die wahr sind oder uns guttun, Kraft schenken, während uns Dinge, die unwahr oder nicht gut für uns sind, eher schwächen. Das kennt jeder von sich, der leidenschaftlich gern seinem Hobby nachgeht bzw. im Gegensatz dazu frustriert seinem nicht zufriedenstellenden Job. Ersteres gibt Kraft und Freude, Letzterer genau das Gegenteil. Ihr Körper lügt nie, und das nutzen wir, um das Bewusstsein zu umgehen.

### Kinesiologischer Test

Halten Sie Ihre Hände so, dass der Zeigefinger und der Daumen der linken Hand ein C bilden. Die beiden Finger der rechten Hand bilden dementsprechend ein spiegelverkehrtes C. Legen Sie jetzt als Rechtshänder den rechten Daumen unter Ihren linken und den rechten Zeigefinger über Ihren linken. Als Linkshänder machen Sie es umgekehrt. Nun bilden beide Hände zusammen ein Ei. Ihre Aufgabe wird es gleich sein, mit Daumen und Zeigefinger der rechten Hand mit aller Kraft nach innen zu drücken, während die Finger der linken dagegenhalten. Als Linkshänder wieder umgekehrt.

Sagen Sie jetzt: »Mein Name ist ... (setzen Sie Ihren Namen ein)«, und führen Sie die Übung durch. Sie werden feststellen, dass Sie die Finger nur schwer zusammendrücken können. Gehen Sie erneut in die Ausgangsposition und wiederholen Sie den obigen Aussagesatz, doch nennen Sie jetzt dabei einen völlig anderen Namen (Sie lügen also). Drücken Sie dann erneut die Finger zusammen. Geht es jetzt (deutlich) leichter? Sie können auch andere Beispiele verwenden, bei denen Sie einmal die Wahrheit sagen und einmal lügen. So erkennen Sie, dass die Wahrheit Ihnen mehr Kraft schenkt als die Lüge.

Das war der Vortest. Führen Sie die Übung nun zum dritten Mal durch. Stellen Sie folgende Frage: »Ist es jetzt sinnvoll und angemessen, dass ... (setzen Sie Ihr Thema ein) gehen/heilen/sich verändern darf?«

Wie war jetzt Ihr Ergebnis? Ging es leicht oder schwer? Es ist wichtig, dass Sie hier ehrlich zu sich selbst sind. Denn wenn heute noch nicht der richtige Zeitpunkt gekommen ist und sie die Übung dennoch durchführen, werden Sie vom Resultat enttäuscht sein. Dann gilt es erst einmal zu verstehen, wozu dieses Problem gut ist und worauf es Sie hinweisen möchte. Es ist wichtig, dass Sie verstehen, dass Ihnen dieses Problem in der Vergangenheit für etwas dienlich war. Selbst wenn es heute seinen Zweck verloren hat und Sie eher hindert statt für Sie förderlich zu sein, müssen Sie das Positive des Problems erkennen.

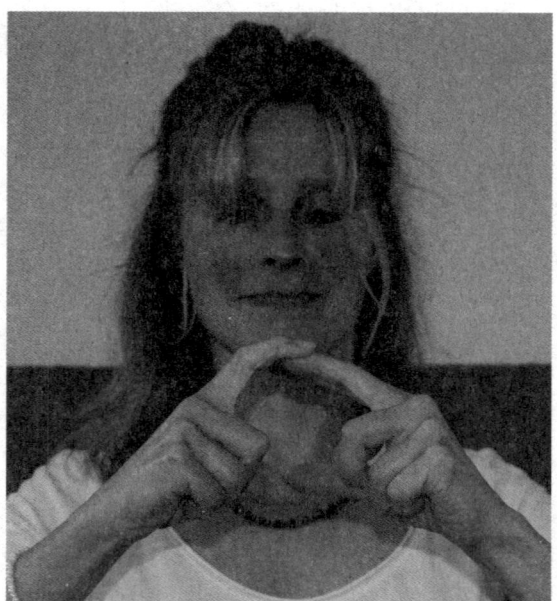

Der kinesiologische Test

Nutzen Sie also den kinesiologischen Test, um sicherzugehen, dass Ihr Problem oder Thema im jeweiligen Moment Veränderung finden darf. Haben Sie verstanden, worauf Ihr Thema Sie hinweisen möchte und ist der kinesiologische Test positiv ausgefallen, können Sie sich guten Gewissens daran machen, die Quantenheilung durchzuführen. Ich gehe davon aus, dass Sie die Zwei-Punkt-Methode gut kennen und sie ohne Weiteres durchführen können. Sollten Sie dieses Buch aus Neugierde an einer tiefer gehenden Quantenheilung gekauft haben, ohne bisher Erfahrung mit ihr gemacht zu haben: Herzlichen Glückwunsch! Damit Sie dennoch gleich starten können, finden Sie im Anhang eine Kurzanleitung zur einfachen Durchführung. Für eine ausführliche Beschreibung empfehle ich Ihnen mein Buch *Quantenheilung kann jeder – auch Sie!*.

Jetzt können Sie wahrscheinlich verstehen, weshalb ich Ihnen nicht bereits früher die Übung vorgestellt habe, mit der Sie Ihre Glaubenssätze verändern können, oder? Jetzt ist der richtige Zeitpunkt.

### Ihren entscheidenden Glaubenssatz verändern

Nehmen Sie sich noch einmal Ihre bisherige Überzeugung vor, die Sie am meisten an einem erfüllten Leben hindert. Die, die Sie auf S. 34 aufgeschrieben haben. Nun überlegen Sie sich, wie diese Überzeugung stattdessen heißen soll, und formulieren Sie so, dass der neue Glaubenssatz Ihnen optimal dienlich ist. Schreiben Sie sich Ihren neuen Glaubenssatz auf. Er sollte möglichst knapp und vor allem positiv formuliert sein. Also nicht: »Ich brauche keine Aufmerksamkeit mehr«, sondern eher: »Ich bin mir selbst am wichtigsten.«

Sprechen Sie ihn dann einmal aus. Fühlt er sich gut an? Dann sind Sie bereits auf dem richtigen Weg. Jetzt stellen Sie sich das Energiefeld vor, das Sie umgibt. In der Quantenphysik wird dieses als »Quantenhologramm« bezeichnet. Sie kennen es vielleicht auch unter dem Begriff »Aura«. In diesem Energiefeld sind beide Überzeugungen vorhanden, Ihre limitierende und Ihre fördernde.

Spüren Sie sich jetzt in Ihr Energiefeld hinein. Sie werden beide Punkte wahrnehmen können. Vielleicht braucht es einen Augenblick. Haben Sie beide Punkte ausgemacht? Dann stellen Sie sich jetzt mit dem Rücken vor Ihr Bett, Sofa oder vor einen Sessel, für den Fall, dass Sie die Übung zum Umfallen bringt. Sollte es passieren, lassen Sie es ruhig zu. Es wird sich gut anfühlen.

Bevor Sie nun die eigentliche Übung durchführen, gilt es noch, eine Absicht zu formulieren – damit die Energie auch weiß, in welche Richtung es gehen soll. Diese Absicht sollte immer so formuliert sein, als wäre sie bereits passiert. Die einfachste Absicht, die für alles passt, heißt »verändert« oder »transformiert«. Denn darum geht es ja, dass sich Ihr Glaubenssatz verändert. Natürlich können Sie auch eine andere Absicht formulieren. Achten Sie darauf, dass sie möglichst kurz, knapp, konkret und vor allem positiv formuliert ist.

Legen Sie nun eine Hand an die Stelle, wo Sie Ihren hinderlichen Glaubenssatz wahrnehmen und die andere Hand dorthin, wo sich die Energie der positiven Überzeugung befindet. Formulieren Sie dann Ihre Absicht. Danach konzentrieren Sie sich nur noch auf Ihre beiden Hände. Alles andere um Sie herum verschwindet aus Ihrer Wahrnehmung.

Halten Sie Ihre Konzentration so lange, bis Sie fühlen, dass es gut ist. Ihre Intuition wird Ihnen dies mitteilen. Sollten Sie umfallen, ist es das eindeutige Signal dafür, dass es gut ist. Das war es auch schon.

Haben Sie das Gefühl, die Übung noch einmal wiederholen zu wollen, dann tun Sie dies.

Im Anschluss können Sie testen, wie gut die Übung funktioniert hat, indem Sie sich vorstellen, wie Sie in der Zukunft in eine Situation kommen, in der normalerweise Ihr alter Glaubenssatz Ihnen hinderlich gewesen wäre. Wie fühlt es sich an: eher hinderlich oder eher förderlich? An diesem Gefühl erkennen Sie, ob sich gerade etwas verändert hat.

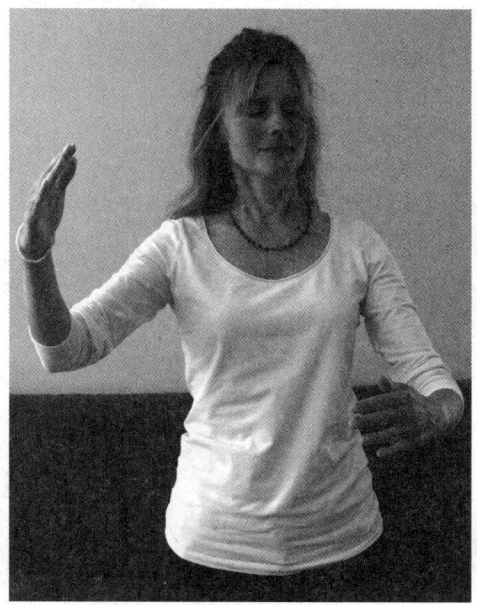

Den Glaubenssatz verändern

## TUN!

Gut, Sie wissen nun, wozu Ihr Thema da war und worauf es Sie hinweisen wollte. Sie haben mit der Quantenheilung Ihre Überzeugung energetisch verändert. Doch die eigentliche Arbeit beginnt erst jetzt. 90% aller Heilungs- oder Veränderungsmisserfolge resultieren daraus, dass die Menschen im Nachhinein ihr Leben nicht verändern, so die Aussagen der Wissenschaftler der russischen Heilweisen.[6] Ich kann dem aus meiner eigenen Coaching-Erfahrung nur zustimmen. Handeln Sie also, und verändern Sie entsprechend Ihr Leben. Und ich kann Ihnen fast schon garantieren, dass der Heilungserfolg anhält. Und je mehr Sie sich auf den veränderten Zustand konzentrieren, desto mehr unterstützt Sie folglich das Gesetz der Anziehung. Die Energie folgt der Aufmerksamkeit. Sind Sie auf das Positive ausgerichtet, folgt die Energie dieser Ausrichtung. Handeln Sie also Ihrem neuen Glaubenssatz entsprechend.

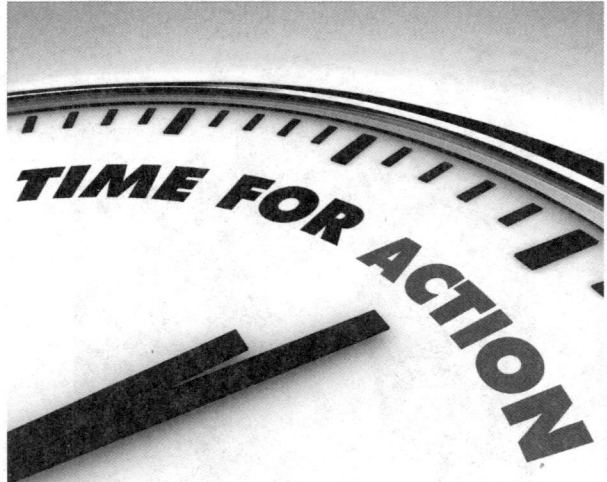

Handeln Sie. Jetzt!

---

6  Mit ihrer Methode sind die Russen mittlerweile so weit, dass sie viele Erfolge bei der Regenerierung von Organen und Zähnen haben.

# Den Geist befreien

*»Befreie deinen Geist, und das Leben liegt dir zu Füßen.«*

Wie bereits beschrieben, ist es Ihr Verstand als Assistent des Egos, der Sie davon abhält, Gravierendes zu verändern. Die Herausforderung ist demnach nicht, Neues zu lernen. Die Krux ist es, das alte Wissen zu transformieren; sprich das, was Sie *gelernt* haben, wieder zu *verlernen*. Lernen ist einfach, auch wenn Sie das in der Schule damals vielleicht anders gesehen haben mögen. Doch Dinge, die sich durch unendliches Wiederholen in Ihrem Verstand eingeschliffen haben, herauszuarbeiten und abzuändern, ist eine weitaus größere Herausforderung. Gewohntes ist wie ein Schmarotzer: Einmal gefunden und festgesaugt, lässt er kaum mehr von seinem Wirt ab.

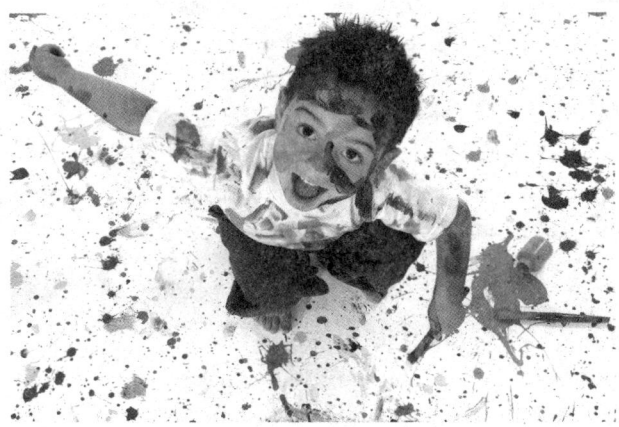

Kinder sind noch frei von Begrenzungen.

Das ist es, was ich mit »den Geist befreien« meine. Wenn Sie sich von Ihren Erfahrungen befreien, von Ihrer Vergangenheit, wenn Sie sich befreien von all dem Wissen, was da ist, und somit neu lernen, wird alles möglich. Begrenzen können Sie sich nur durch Gelerntes. Schauen Sie sich kleine Kinder an. Sie kennen noch keine Grenzen, Konventionen und Dinge, die man nicht tut oder zu lassen hat. Sie tun die Dinge aus einem freien Geist heraus.

Man könnte es fast als einen Hausputz für Ihr Gehirn bezeichnen. Mit dem Alter hat sich viel »Müll« angesammelt. Da gibt es Ecken, in denen lange nicht mehr gekehrt wurde; teilweise stehen vielleicht noch Umzugskartons herum mit Dingen, die Sie seit ihrem letzten Umzug im Kindesalter nicht mehr benutzt haben. Auf den Möbeln kleben Aufkleber, die Sie als Kind liebten, die jedoch völlig überholt sind und sich – wie die Pril-Blumen damals – nur schwer wieder ablösen.

Sind Sie bereit für den großen Hausputz? Sind Sie bereit, jede Menge auf den Sperrmüll zu werfen? Oder möchten Sie lieber alles neu anstreichen und tapezieren, damit es viel schöner und heller wird in Ihrem Geist? Letztendlich bleibt es sich gleich: Hauptsache, Ihr Geist ist frei für Neues – völlig wertungs- und urteilsfrei.

## Hingabe

Ein ganz wichtiger Aspekt davon, den Geist zu befreien, ist, sich den Dingen hinzugeben. Hingabe bedeutet, eine Situation so zu nehmen, wie sie ist. Sie anzunehmen als das, was sie ist. Ich möchte Ihnen ein Beispiel hierzu nennen. Stellen Sie sich vor, Sie und Ihr Partner haben ihren Jahrestag oder vielleicht sogar Hochzeitstag. Sie freuen sich darauf, Ihren Partner zu überraschen, bereiten zu Hause alles schön vor, kochen lecker und decken mit viel Liebe den Tisch. Sie öffnen rechtzeitig eine gute Flasche Wein, damit er entsprechend atmen kann und ziehen sich hübsch an. Während des Kochens ruft ihr Partner an, um Ihnen mitzuteilen, dass er heute kurzfristig an einer Teamsitzung teilnehmen muss, die um 18.30 Uhr beginnt und mindestens zwei Stunden dauert. Natürlich hat ihr Partner auch nicht an diesen besonderen Tag gedacht, ganz einfach weil er so im Stress war, dass er keine Zeit hierfür fand.

Was passiert in Ihrem Kopf und Ihrem Bauch, während Sie gerade sehen, dass der Braten in 15 Minuten fertig sein wird? Lassen Sie mich raten: Es treten so ziemlich alle Gefühle auf, die Ihr Körper hergibt: Wut, Traurigkeit, Enttäuschung usw. Und Ihr Kopf legt sich gerade Wörter zurecht, die man nur in den billigsten Seifenopern hört. Und das alles ist nur zu verständlich. Wie Sie auf die Situation reagieren, will ich lieber gar nicht wissen.

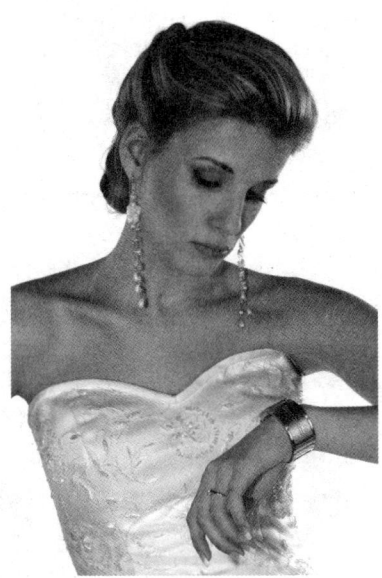

Er hat's vergessen ...

Was würde jedoch geschehen, wenn diese Tragödie bei Ihnen nicht auf Resonanz träfe? Der Idealfall wäre folgender: Es treten keine Emotionen auf. Sie sind in der Lage, die Situation rational zu betrachten und zu erkennen, dass, egal, ob Sie sich jetzt fürchterlich aufregen, todtraurig sind oder Herzschmerz haben, sich die Situation nicht verändert. Es wird kein gemeinsames Abendessen geben. Sachlich gesehen ist einfach nur etwas dazwischengekommen. Der Rest ist reines Kopfkino. Da treffen Aussagen Ihres Gegenübers auf alte Verletzungen in Ihnen, die mit diesem aktuellen Ereignis überhaupt nichts zu tun haben. Ihr Gehirn vergleicht diese Situation mit ehemaligen, findet etwas Ähnliches und macht das Gleiche wie damals.

Sicherlich kennen Sie Hunderte anderer Situationen, bei denen Sie reagieren, ohne auch nur im Geringsten nachzudenken – einfach weil Ihre Emotionen Sie überrollen. Wenn Sie jedoch in der Lage sind, den Aspekt mit Hingabe zu betrachten, dann nehmen Sie die Situation so, wie sie ist. Anstatt sich aufzuregen, könnten Sie auch sagen: »Okay, es ist nicht schön, doch ich mache das Beste daraus. Ich rufe eine gute Freundin oder einen guten Freund an und mache mir mit ihr bzw. ihm einen gemütlichen Abend. Unseren Jahrestag holen wir morgen oder übermorgen nach. Dann gehen wir in einem tollen Restaurant essen und lassen uns bekochen.« Das ist Hingabe. Es gibt ein schönes, wohl von Reinhold Niebuhr stammendes Zitat, das Sie vielleicht bereits kennen:

*»Herr, gib mir die Gelassenheit,*
*Dinge hinzunehmen, die ich nicht ändern kann,*
*den Mut, Dinge zu ändern, die ich ändern kann,*
*und die Weisheit, das eine vom anderen zu unterscheiden.«*

Was hat das jetzt mit einer Veränderung des Bewusstseins für die Quantenheilung zu tun? Ganz einfach: Wenn Sie sich der Heilung ganz hingeben, egal, ob Sie der Anwender sind oder derjenige, der die Anwendung erhält, und wenn Sie sich erlauben, dass alles möglich ist, abseits jedweder Erwartungen, werden wahre Wunder geschehen. Das ist Hingabe pur!

## Von der Wahrheit

Weiter vorn habe ich geschrieben, dass es wichtig ist, Gelerntes zu verlernen, um mehr Möglichkeiten zu erhalten. In Ihrer Kindheit gab es zwei Menschen, denen Sie blind vertrauten: Ihren Eltern bzw. Ihren Erziehungsberechtigten. Alles, was diese Ihnen damals sagten, war für Sie absolute Wahrheit. Selbstverständlich kamen Sie auch nicht auf die Idee, dass das, was Sie von ihnen erfuhren, nicht die »wirkliche« Wahrheit war. Ich möchte an dieser Stelle keine philosophische Abhandlung über die Wahrheit führen, doch ist das, was Ihre Eltern Ihnen in Ihrer Kindheit zeigten, erzählten oder vorlebten, eine subjektive Wahrheit – nämlich die Ihrer Eltern.

Was ich Ihnen damit aufzeigen möchte, ist, dass Sie das, was Sie gelernt haben, des Öfteren infrage stellen sollten. Vielleicht ist das, was Sie gelernt haben, gar nicht wahr? Vielleicht ist Ihre Wahrheit eine ganz andere. Was würde passieren, wenn Sie Ihre Brille mit all Ihren Filtern einmal abnehmen würden? Was bliebe übrig? Eine Welt voller Wunder. Wenn Sie also bisher geglaubt haben, es ginge »nur so«, weil es ja bisher immer so war, dann stellen Sie sich die Frage: Was wäre, wenn es auch eine andere Möglichkeit gäbe? Was wäre, wenn Aids heilbar wäre? Was wäre, wenn die Aussage Ihres Arztes falsch wäre, weil sie ja nur subjektiv ist? Was wäre, wenn Sie älter als 120 Jahre werden könnten? Was wäre, wenn »es« doch ginge? *Was wäre, wenn ...?*

Stellen Sie Ihre vermeintlichen Wahrheiten infrage und eröffnen Sie sich somit einen völlig neuen Horizont. Erweitern Sie Ihr Bewusstsein allein durch die Frage: Was wäre, wenn ...?

### Was wäre, wenn ...?

Schreiben Sie mindestens zehn der Wahrheiten auf, die Sie in Ihrer frühen Kindheit erlernten und die Sie heute daran hindern, ein erfülltes Leben zu führen.

Natürlich sind diese Wahrheiten letztendlich nichts anderes als Ihre Glaubenssätze, Glaubensmuster und Überzeugungen. Und natürlich sind es genau diejenigen, die Sie zu dem Menschen gemacht haben, der Sie heute sind. Es sind diejenigen, die Sie dahin geführt haben, wo Sie heute stehen.

1. _____

2. _____

3. _____

4. _____

5. _____

6. _____

7. _____

8. _____

9. _____

_____

10. _____

_____

Jetzt nehmen Sie sich jede Ihrer Wahrheiten vor und stellen Sie sich folgende Fragen:

- Woher genau weiß ich, dass es wahr ist?
- Was wäre, wenn das nicht wahr wäre?
- Was wäre, wenn es auch anders ginge?
- Wie würde sich mein Leben verändern, wenn es eine andere Wahrheit gäbe?

Notieren Sie sich Ihre Antworten, jede einzelne davon. Es ist wichtig, dass Sie dies nicht »nur so« tun. Die Antworten, die Sie hier bekommen, können Leben verändernd für Sie sein. Wie verändert sich Ihre Gedankenstruktur, wenn Sie Ihre Antworten aufschreiben? Welche neue Wahrheit möchte in Ihnen aufsteigen? Wie lautet diese?

_____

_____

_____

_____

_____

_____

_____

_____

_____

_____

Gehen Sie jetzt eine Stufe tiefer. Wie fühlen Sie sich, wenn diese neue Wahrheit aus Ihnen erwächst? Schreiben Sie auch Ihre Gefühle nieder.

_____

_____

_____

_____

_____

_____

_____

_____

_____

_____

_____

_____

_____

_____

Legen Sie nun alles beiseite, und schließen Sie Ihre Augen. Stellen Sie sich vor, wie Sie in dieser neuen Wahrheit agieren. Malen Sie sich in allen Farben aus, wie Ihr Leben sein wird. Hören Sie genau hin, und spüren Sie vor allem, wie Sie sich dabei fühlen. Öffnen Sie erst dann wieder Ihre Augen, wenn Sie Ihre neue Wahrheit mit allen Sinnen wahrgenommen haben.

Schreiben Sie sich auf, was Sie erlebt haben:

_____
_____
_____
_____
_____
_____
_____
_____
_____
_____
_____
_____
_____
_____
_____
_____
_____

Im Anschluss beantworten Sie sich folgende Frage:
*Was bin ich zu tun bereit, damit meine neue Wahrheit in meinem Leben Formen annnehmen kann?*

_____
_____
_____
_____
_____
_____

_____

_____

_____

_____

_____

_____

_____

_____

_____

Erweitern Sie also Ihr Bewusstsein, indem Sie Ihre Wahrheiten infrage stellen. Das wird Ihren Geist ungemein befreien.

## »Sowohl ... als auch« statt »entweder ... oder«

Immer wieder erlebe ich in meinen Seminaren und Coachings Menschen, die unbewusst eine Strategie betreiben, die »Schwarz-Weiß-Mentalität« genannt wird. Für diese Personen gilt, dass es nur entweder die eine oder die andere Option gibt. Sie haben gelernt, dass es zwei Möglichkeiten gibt:

- Entweder Sie betreiben ihr Hobby oder Sie gehen arbeiten.
- Erst kommt die Arbeit, dann das Vergnügen.
- Entweder Sie machen Karriere oder Sie bekommen ein Kind.
- Entweder Sie sind spirituell oder Sie sind reich.
- Entweder Sie haben Familie und kümmern sich um sie oder Sie sind frei und reisen in der Welt herum.
- Entweder Sie haben einen Partner, dem sind treu sind, oder Sie vergnügen sich mit verschiedenen Männern bzw. Frauen parallel.
- Entweder dieses oder jenes ...

Für diese Menschen gibt es nur diese beiden Möglichkeiten. Sie können sich nicht vorstellen, dass man auch mit seinem Hobby genug Geld verdienen kann. Sie sind der festen Überzeugung, dass Arbeit und Vergnügen nicht zusammenpassen. Sie glauben nicht, dass man auch mit einem Kind Karriere machen kann usw. Diese Aussage erweist sich für diese Personen als richtig, weil es sich um *ihre* Wahrheit handelt.

Doch gibt es ebenso Menschen – wenn auch nicht so viele –, für die das Gesetz des »Sowohl ... als auch« gilt. Sie sind tatsächlich in der Lage, trotz Familie in der Welt herumzureisen oder gar auszuwandern, obwohl das Haus noch nicht abbezahlt ist und die Kinder noch in der Schule sind. Sie denken in Alternativen. Für sie gibt es die Welt voller Möglichkeiten. Sie lassen sich nicht durch zwei Optionen begrenzen.

Wenn Sie eher ein »Entweder ... oder«-Typ sind, dann mag es Ihnen schwerfallen, in Alternativen zu denken. Das ist weder gut noch schlecht, es ist einfach so. Doch wenn es *andere* Menschen gibt, die das können, glauben Sie, dass *Sie* in der Lage sind, Ihr »Entweder ... oder«-Muster zu verlernen? Ich glaube ganz fest daran.

Probieren Sie es einmal aus. Nehmen Sie sich eine Ihrer »Entweder ... oder«-Aussagen vor und überlegen Sie sich, was eine Alternative wäre.

Meine »Entweder ... oder«-Aussage:

_____

_____

_____

_____

_____

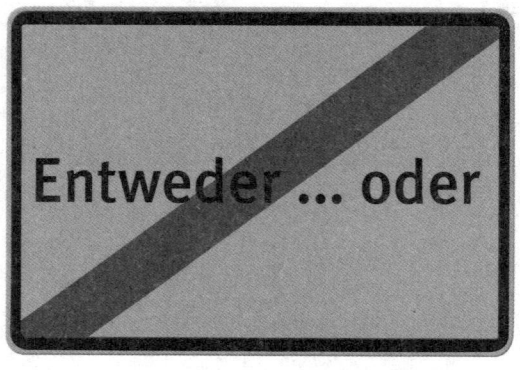

Meine »Sowohl ... als auch«-Alternative:

_____

_____

_____

_____

_____

_____

Übrigens gibt es in diesem Zusammenhang eine hervorragende Möglichkeit, Konflikte zu lösen, die festgefahren sind. Hierbei handelt es sich um das *Prinzip der dritten Alternative*.[7] Gibt es in einem Streit oder Konflikt zwei Meinungen und keiner weicht davon ab, weil er sich nicht auf die andere einlassen möchte, so schlagen Sie den Parteien vor, gemeinsam einen dritten Weg zu erarbeiten, der nichts mit der einen oder anderen Meinung zu tun hat. Stephen R. Covey, von dem dieses Prinzip stammt, hat damit sogar zerstrittenen Kriegsparteien zu einer Lösung verholfen.

Wir begrenzen uns so häufig in unserem Denken. Befreien Sie Ihren Geist, indem Sie sich mehrere Alternativen erschaffen. Gerade in der Quantenheilung ist dies enorm wichtig. Vielleicht gibt es ja eine noch viel bessere Lösung als diejenige, die Sie sich vorstellen können.

# Wieder Kind sein

*»Die Kinder lernen von den Erwachsenen.*
*Wie wäre es, wenn die Erwachsenen*
*von den Kindern lernen würden?«*

Eine der wohl größten Begrenzungen, die wir haben, ist unser Glaube, der durch all unsere Erfahrungen entstanden ist. Wie wäre es, wenn wir die Welt durch die Augen eines einjährigen Kindes betrachten würden? Diese Augen kennen noch nicht die Welt mit all ihren Begrenzungen. Kleine Kinder laufen in die Welt hinaus und erobern diese. Für sie ist alles möglich. Sie kennen noch kein »links« oder »rechts«. Sie können in alle Richtungen laufen. Sie bewerten Situationen noch nicht, es sei denn,

---

7  Vgl. Covey, Stephen R.: *Der 8. Weg.* Gabal 2006

sie haben es bereits von ihren Eltern erlernt. Es gibt kaum Ängste, Zweifel oder Sorgen, keine Schuld oder Urteile. Sie tun einfach das, wonach ihnen ist und was ihnen Freude bereitet.

Dr. Richard Bartlett beschreibt in seinem Buch *Matrix Energetics* sehr schön den Unterschied zwischen ihm und seinem Geschäftspartner.[8] Richard hat nie verlernt, Kind zu sein. Wenn er beispielsweise einen Patienten mit einer steifen Schulter behandelte, dann nahm er den Arm desjenigen, wendete die Zwei-Punkt-Methode an, während er gleichzeitig in seiner kindlichen Art bezweifelte, dass eine Schulter steif sein kann. Allein diese kindliche Aussage reichte aus, dass die Schulter im nächsten Moment wieder voll beweglich sein durfte. Sein Geschäftspartner war, obwohl er um diese Erfolgsstrategie seines Kollegen wusste, nicht in der Lage, das Gleiche zu tun. Sein Geist war durch all seine Erfahrungen so begrenzt, dass die Spontanheilung nicht klappte.

Was wäre also, wenn Sie die Anwendung der Quantenheilung – sei es bei Ihnen selbst oder einer anderen Person – aus der Sicht eines einjährigen Kindes betrachteten? Sind Sie dazu in der Lage? Versuchen Sie, diese Frage nicht mit dem Kopf zu beantworten, denn so antworten Sie aus dem Blickwinkel Ihres Erwachsenen-Ichs. Wahrscheinlich wird der Kopf sagen: »Klar kann ich das.« Dann tun sie es, und schauen Sie sich die Erfolge an. Daran können Sie erkennen, wie gut es tatsächlich funktioniert.

Ich möchte Ihnen an dieser Stelle eine Übung zur Verfügung stellen, mit deren Hilfe Sie in der Lage sind, mit den Augen eines kleinen Kindes zu schauen.

---

8   Vgl. Bartlett, R.: *Matrix Energetics*. VAK 2010

## Das kindliche Bewusstsein wiederentdecken

Suchen Sie sich einen gemütlichen Platz, am besten mit Blick in die Natur. Schauen Sie dann ganz bewusst mit Ihren Augen hinaus in die Natur. Nehmen Sie wahr, wie das Bild über Ihre Augen in Ihr zentrales Nervensystem geleitet wird, um dort die Filter Ihrer Erfahrungen zu durchlaufen. In diesem Moment findet die Bewertung des Bildes statt, das Sie gerade sehen. Hier wird zwischen groß und klein unterschieden, werden die Farben bewertet usw. Wenn Sie sich mehr und mehr darauf einlassen, können Sie sogar wahrnehmen, wie Ihre Bilder durch das Bewertungsraster laufen. Machen Sie das ebenfalls mit den Geräuschen, mit dem, was Sie riechen oder schmecken. Wie fühlt sich die Natur an? Nehmen Sie alles ganz genau wahr.

Schließen Sie nun Ihre Augen. Stellen Sie sich vor, wie vor Ihnen ein kleines Kind sitzt, dass sich ebenfalls die Natur anschaut. Es hat das gleiche Bild vor Augen wie Sie. Jetzt gilt es, die Grenzen des Möglichen zu überwinden. Stellen Sie sich vor, wie Sie aus Ihrem Körper aussteigen und lediglich die leere Hülle zurücklassen. Schlüpfen Sie in den Körper des kleinen Kindes, und nehmen Sie sich darin ganz wahr. Spüren Sie, wie Sie jetzt der kleine Körper geworden sind, eine Einheit bilden.

Erst wenn Sie sich völlig verbunden fühlen, öffnen Sie Ihre Augen, als das kleine Kind, das Sie jetzt sind. Schauen Sie sich erneut die Natur an. Was nehmen Sie durch diese anderen Augen wahr? Wie fühlt sich die Natur an? Was hören Sie, was riechen Sie? Wie schmeckt diese Natur? Erleben Sie diese neue Sichtweise mit allen Sinnen.

Schließen Sie dann erneut Ihre Augen. Spüren Sie sich ganz als das kleine Kind. Legen Sie eine Hand auf Ihre kleine Brust, wenden Sie sich Ihrem Erwachsenenkörper zu, und legen Sie Ihre andere Hand auf dessen Brust. Schlüpfen Sie nun über Ihre Hände zurück in Ihren erwachsenen Körper. Das wird nur einen Bruchteil einer Sekunde dauern. Im Moment des Durchschlüpfens synchronisieren sich beide berührten Punkte ganz automatisch. Dadurch aktiviert sich die Unbedarftheit des kleinen Kindes im erwachsenen Körper. Wenn Sie sich wieder ganz in Ihrem Körper wahrnehmen, öffnen Sie die Augen, und schauen Sie sich ein weiteres Mal die Natur an.

Jetzt sind Sie wieder verbunden mit Ihrer kindlichen Natur. Wiederholen Sie die Übung ein paar Mal. Üben Sie dann in Zukunft ganz bewusst das Wahrnehmen mit Ihren »neuen« alten Sinnen.

Nutzen Sie, nachdem Sie daran gewöhnt sind, dieses kindliche Bewusstsein für die Quantenheilung. Doch nicht nur dafür: Erleben Sie Ihr gesamtes Leben neu, indem Sie Ihre Neugierde neu entdecken, mutiger werden für das Unbekannte und die Welt der Möglichkeiten erkunden. Erheben Sie sich über Ihre gedanklichen Grenzen. Mithilfe des kindlichen Bewusstseins.

# Das Mysterium Mensch

## Der Mensch als schöpferisches Wesen

*»So wachet auf und erkennet, dass Gott*
*euch zum Schöpfer gemacht hat.«*

Es ist jetzt einige Jahre her, dass *The Secret – Das Geheimnis* auf den deutschen Markt kam. Sofort fand es reißenden Absatz. Auch ich sah das Buch im Laden liegen und musste es einfach mitnehmen. Als ich es zu Ende gelesen hatte, war ich restlos begeistert. Ich wusste: »Jetzt kann ich die Welt bewegen und mir alles erschaffen, was ich will.« Doch wie schon zu Beginn des Buches geschrieben: Es lief alles ganz anders. Irgendwie funktionierte »es« nicht, obwohl ich doch – wie ich dachte – alles richtig machte. Nichts von alldem, was ich manifestierte, realisierte sich – abgesehen von den vermeintlich kleinen Dingen wie einem freien Parkplatz oder einer staufreien Autobahn. Doch waren das nicht die großen Ergebnisse, die ich mir wünschte, wie z. B. eine erfüllte Beziehung, deutlich mehr Aufträge in meinem Business usw. Nachdem ich mich viel intensiver mit dem Gesetz der Anziehung beschäftigt hatte, fand ich mithilfe der Neuen Wissenschaften heraus, woran es lag, dass ich scheiterte – scheitern musste.

Doch halt – STOPP! Spulen wir den Film ein wenig zurück und spielen ein wenig Detektiv. Ich hatte etwas übersehen. Wenn ich wirklich ehrlich zu mir war, musste ich zugeben, dass ich sehr wohl wusste, wie ich mit dem Gesetz der Anziehung umzugehen hatte. Denn auf der ungewollten Seite funktionierte es grandios. All das, was ich nicht wollte, zog ich so sehr an, dass ich mich schon fast für einen Starkstrommagneten hielt. Das wurde mir jedoch erst später bewusst, als ich mir ehrlich meine Ergebnisse anschaute, die ich durch mein Denken und Verhalten produzierte.

*Es gibt eine Formel, die immer gilt:*
**G + E + A = L**

Ihre **G**edanken erschaffen **E**motionen, d. h. so, wie Sie über eine bestimmte Sache denken, erzeugen Sie unbewusst auch Ihre Gefühle. Ihre Gedanken und Ihre Emotionen führen zu einem bestimmten Verhalten bzw. zu einer **A**ktion oder Reaktion. Und das wiederum führt zu entsprechenden Ergebnissen, die Ihr **L**eben bereichern oder eben auch nicht. Die Formel lautet also:

*Gedanken + Emotionen + Aktionen = Leben*

Diese Formel beschreibt das Gesetz der Resonanz bzw. Anziehung – nicht mehr und nicht weniger. Das hat nichts mit Spiritualität zu tun. Das ist das »Modell des Lebens«. So entsteht Realität. Ich möchte Ihnen an dieser Stelle das »Modell des Lebens«, wie ich es nenne, ein wenig näher erklären. Denn wenn Sie es wirklich verstehen, werden Sie haargenau wissen, weshalb Ihr Leben so ist, wie es ist. Und Sie werden auch verstehen, weshalb nicht nur ich manifestieren konnte, bis ich graue Haare bekam, sondern die meisten anderen auch.

## Das Modell des Lebens

Im Mittelpunkt dieses Modells steht die Welt. Doch nicht die Welt, wie Sie sie von einem Globus her kennen, sondern *Ihre* Welt – so wie Sie sie sehen und täglich erleben. In der Wissenschaft wird hier auch von der Matrix gesprochen. Glauben Sie, dass Ihre Matrix dieselbe ist wie die Ihres Nachbarn? Sicherlich nicht.

Am einfachsten lässt sich das anhand des schon weiter vorn im Buch angedeuteten Beispiels der Urlaubserzählungen erklären. Stellen Sie sich vor, dass drei Menschen nach ihrem gemeinsamen Ibiza-Urlaub zu ihren jeweiligen Erlebnissen befragt werden. Der Erste erzählt begeistert von dem Hotel und dem hervorragendem Essen. Und diese himmlische Ruhe, die dort herrschte, war genau das, was er suchte. Der Nächste wirft ein, dass genau das ihn so gelangweilt habe. Die Tauchschule jedoch und erst das Fitnesscenter im Hotel seien grandios gewesen. Der Dritte schließlich weiß kaum etwas von den Tagesgeschehnissen zu erzählen, weil er tagsüber meistens schlief.

Wie kann das sein? Alle waren doch im selben Urlaub? Das stimmt, nur mit dem Unterschied, dass der Erste von Beruf Unternehmer ist, der aufgrund der vielen Arbeit einfach nur einmal abschalten wollte. Der Zweite ist Profisportler und der Dritte ein junger Student, der die ganze Nacht in den Discotheken Ibizas unterwegs gewesen ist. Sie alle hatten in ihrem Leben unterschiedliche Erfahrungen gesammelt und nahmen somit den Urlaub jeweils ganz unterschiedlich wahr. Aufgrund dieser Erfahrungen trägt jeder von ihnen eine andere Brille und filtert die verschiedenen Eindrücke anders.[9]

Jeder dieser drei Menschen lebt also in seiner eigenen kleinen Matrix. Wodurch wurde diese Welt geprägt?

---

9   Siehe S. 36.

1. In erster Linie durch die Eltern bzw. Erziehungsberechtigten;
2. durch Großeltern, Onkel und Tanten;
3. durch Lehrer;
4. durch Freunde und Bekannte;
5. durch die Medien;
6. durch Erfahrungen und
7. durch erlerntes Wissen.

All das führte zu:

- Einstellungen,
- Werten,
- Überzeugungen,
- Glauben,
- Glaubensmustern,
- Verhaltensmustern,
- Gefühlen.

**Meine Welt**

**Erfahrungen, Glauben, Glaubenssätze,
Werte, Kultur, Einstellungen, Eltern,
Lehrer, Freundeskreis ...**

Und diese Aspekte führen dazu, dass jeder Mensch in seiner eigenen Welt lebt, bewusst und unbewusst. Aus dieser Weltanschauung heraus filtern seine Sinnesorgane aus den Millionen von Sinneseindrücken die 50 relevantesten Informationen heraus. Das führt zu einer Interpretation der Situation, im Falle der drei Testpersonen zu den unterschiedlichen Urlaubserzählungen. Diese Interpretation, die im Gehirn in den Milliarden von neuronalen Netzwerken vonstatten geht, wird nun als elektrischer Impuls über das zentrale Nervensystem an den Körper gesandt. Das führt zu entsprechenden Gefühlen, was wiederum ein bestimmtes Verhalten und somit eine Aktion oder Reaktion zur Folge hat. Dies resümiert in einem Ergebnis. Die Formel G + E + A = L ist vollendet. Doch macht das Modell des Lebens hier noch nicht halt. Denn das Ergebnis, das der Mensch erfährt, bestätigt wiederum seine Welt, die somit in Ordnung ist. Denken Sie daran, der Mensch strebt nach Sicherheit, nach Gewohnheit und Vertrautem – bewusst und unbewusst. Den gesamten Kreislauf bezeichnen wir als die Identität des Menschen.

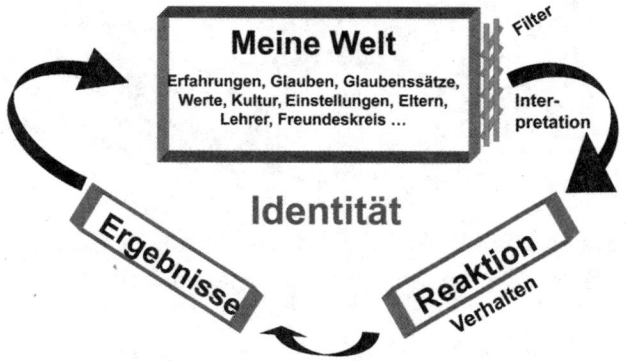

Anhand des Lebensmodells lässt sich sehr schön erkennen, weshalb Sie sich immer und immer wieder in Ihrem Hamsterrad drehen. Die meisten versuchen jetzt, mithilfe eines anderen Verhaltens aus diesem Hamsterrad auszubrechen. Sicherlich haben Sie das auch schon getan, oder? Wie war Ihr Ergebnis? Kann es sein, dass Sie beim ersten Mal ein anderes Ergebnis bekamen, vielleicht auch noch beim zweiten Mal, doch beim dritten Mal wieder im Hamsterrad liefen? *That's life!* Das erleben fast alle Menschen. Wenn es sich um eine relativ einfache Veränderung handelt, kann es sogar sein, dass Sie durch die Verhaltensänderung dauerhaft erfolgreich sind. Doch sowie es um größere Veränderungen geht, muss dieser Versuch scheitern.

Warum? Ganz einfach: Ihre neuen Ergebnisse treffen auf Ihre alte Welt. Eingefahrene Glaubens- oder Verhaltensmuster, Einstellungen oder Werte lassen sich nicht durch eine Verhaltensänderung transformieren.

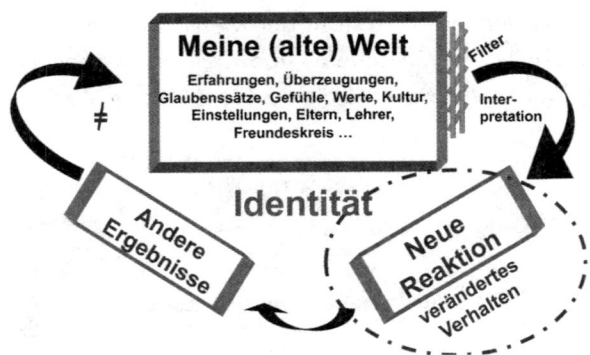

Also gibt es nur eine Möglichkeit, Ihre Ergebnisse zu verändern: Verändern Sie Ihre Welt. Verändern Sie Ihre Überzeugungen.

> *Verändern Sie Ihre Überzeugungen,*
> *und Sie verändern Ihr Leben!*

Eine andere Betrachtungsweise erzeugt eine andere Schwingung, die wiederum andere Ergebnisse hervorruft. Oder wie im Modell des Lebens dargestellt: Verändern Sie Ihre Überzeugungen, so sehen Sie Ihre Welt durch eine neue Brille und interpretieren alle Situationen entsprechend neu. Dadurch verhalten Sie sich anders, reagieren anders und erhalten automatisch andere Ergebnisse. Und diese anderen Ergebnisse bestätigen wiederum Ihre neue Überzeugung. Letztendlich verändert sich auch Ihre Welt.

Das ist der Grund, weshalb Sie im ersten Kapitel die Übung zur Veränderung Ihres entscheidenden Glaubenssatzes durchgeführt haben. Haben Sie es getan? Wenn nicht, dann sollten Sie schnellstens die Übung durchführen – damit sich wirklich in Ihrem Leben etwas verändert. Entscheidend dabei ist auch, dass Sie Ihren neuen Glaubenssatz, Ihre neue Überzeugung, wirklich *fühlen* können. Das Denken allein oder das Aussprechen reicht nicht aus.

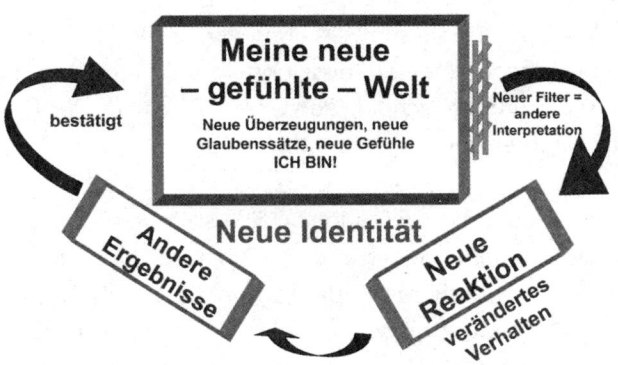

Sollten Sie bisher noch nicht überzeugt sein, so können Sie spätestens jetzt mithilfe des Lebensmodells erkennen, dass Sie selbst der Architekt Ihrer eigenen Realität sind. Sie kreieren sich jede Situation selbst. Einfach weil Sie Ihre Brille tragen, durch die Sie die Welt sehen. Und wenn das so ist, dass Sie durch eine Veränderung der Überzeugung Ihr Leben verändern können, dann sind Sie selbst Schöpfer Ihres Lebens. Niemand anders ist verantwortlich für das, was Ihnen widerfährt. Sie haben also die Wahl, Ihr Leben selbst in die Hand zu nehmen oder das Leben geschehen zu lassen. Die Entscheidung liegt bei Ihnen.

*Sie haben die Wahl. Entscheiden Sie sich!*

# 100% Selbstverantwortung

*»Willst du Opfer sein oder Schöpfer?«* .

Die unangefochtene Nummer Eins der Prinzipien erfolgreicher Menschen ist die, zu 100% Verantwortung für sein Leben zu übernehmen. Denn nur wenn Sie das tun, nutzen Sie Ihre Schöpferkraft aktiv aus und kreieren sich das Leben so, wie Sie es wollen und nicht so, wie andere meinen, dass es gut für Sie sei. Wir leben in einer Welt von Jammerern. Die meisten Menschen meinen, dass andere an ihrem Dilemma schuld seien. Die Regierung sei schuld, der Chef sei schuld, der Partner, das Kind ... alle anderen seien schuld an der Misere.

Nehmen wir einmal an, es wäre tatsächlich so, auch wenn es eine Illusion ist. Angenommen, Sie wären arbeitslos und Hartz-IV-Empfänger. Was würde es verändern, wenn die Regierung aufgrund all ihrer Gesetze daran schuld wäre, dass Sie Hartz IV Empfänger wären und es keinen guten Arbeitsplatz für Sie gäbe? Was würde es ändern? Nichts! Sie wären weiterhin arbeitslos. Soviel Sie auch der Regierung die Schuld dafür gäben, Ihre Situation bliebe immer die gleiche. Das Gleiche gälte, wenn Sie Ihrem Chef die Schuld gäben oder Ihrem Partner usw.
Der einzige Vorteil, den Sie davon hätten ist der, dass Sie nicht zu handeln brauchten. Okay, das wäre ein sehr großer Vorteil, denn die meisten Menschen wollen gar nicht handeln. Sie belassen lieber alles so wie es ist; selbst wenn es ihnen nicht guttut.

Einer meiner Lehrer bezeichnete diese Situation einmal treffend als das »Schicksal des bekannten Elends«. Dieses Beispiel mag etwas krass klingen, doch möchte ich Ihnen genau daran aufzeigen, wie wir uns selbst daran hindern, ein erfülltes Leben zu führen. Beschuldigungen auszusprechen ist so ziemlich das Dümmste, was wir tun können.

Doch alle Schuld ist ja nur Illusion, wie wir schon festgestellt haben. Es gibt niemanden, der in Ihrem Leben an etwas schuld ist. Selbst ihre Eltern, von denen Sie doch in Ihrer Kindheit das meiste erfahren haben, sind es nicht. Es stimmt: Durch sie sind Sie geworden, wie Sie sind – doch können Sie es ändern.

Tun Sie es jetzt, und verändern Sie Ihren Blickwinkel: Schauen Sie weg von dem, was nicht funktioniert, und hin zu dem, wie es funktionieren könnte. So schauen Sie in die Zukunft und nicht mehr länger in die Vergangenheit. Es gibt für alles eine Lösung.

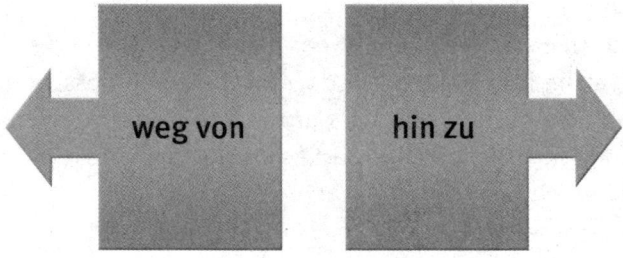

Hinzu kommt, dass Sie, solange Sie nicht selbst handeln, immer Opfer bleiben werden. Möchten Sie das? Möchten Sie Spielball Ihrer Umwelt sein? Bevor Sie jetzt Nein sagen, möchte ich Ihnen gern drei Gründe nennen, weshalb viele Menschen unbewusst Opfer bleiben, anstatt ihr Leben aktiv in die Hand zu nehmen.

1. Ich bekomme Aufmerksamkeit.
2. Ich brauche nicht aktiv zu handeln.
3. Ich bleibe in meiner Komfortzone und bin so (vermeintlich) sicher.

Der wohl wichtigste Grund ist, dass sie als Opfer selten allein sind. Menschen, die jammern, haben meistens eine Traube von anderen um sich, die ebenfalls jammern. Gleich zu gleich gesellt sich gern. Es gibt für sie immer einen Grund, auf das Thema einzusteigen. Als Opfer bekommen sie auch Aufmerksamkeit von denen, die gern helfen, die das sogenannte »Helfersyndrom« haben.

Vor einiger Zeit hatten meine Frau und ich in unserem Hause einen Gast zu Besuch, dem es gelungen war, mit seinem Opferdasein die Presse auf seine Seite zu bringen und dadurch Geld und Hilfe von fremden Menschen zu bekommen. Er ist für mich das Paradebeispiel, wie viel Aufmerksamkeit ein Mensch durch eine Opferhaltung erhalten kann.

Bin ich jedoch als Schöpfer unterwegs und handle gegen die allgemeine Meinung, stehe ich häufig allein da. Hinzu kommt, dass es auf einmal Neider gibt, die mich gar nicht mögen. Diese Neider können auch aus dem Freundeskreis kommen. So ist es verständlich, dass es leichter ist, Opfer zu sein als Schöpfer.

Vielen Menschen – und wenn ich ehrlich bin, sogar den meisten –, fällt es sehr schwer, ins Handeln zu kommen. Der Grund dafür ist der, dass sie aus ihrer Komfortzone herauskommen müssten. Das würde jedoch bedeuten, sich von sicherem Terrain auf unbekanntes vorzuwagen. Hier kommt ihr Ego wieder ins Spiel, das brav darüber wacht, dass sie in Ihrer Komfortzone bleiben. Sie kennen es wahrscheinlich als Ihren »inneren Schweinehund«, der jedoch gar keiner ist: Ihr Ego will ja nur Ihr Überleben sichern.

Jetzt können Sie sich noch einmal ehrlich die Frage beantworten, ob Sie bereit sind, heraus aus dem Opferdasein hinein ins Schöpfertum zu gehen. Ich kann nur zu gut verstehen, wenn Sie sagen: »Nein, lieber nicht.« Sollten Sie allerdings ein »Handelnder« sein, dann wissen Sie nur zu gut, wie viel Freiheit Ihnen das ermöglicht.

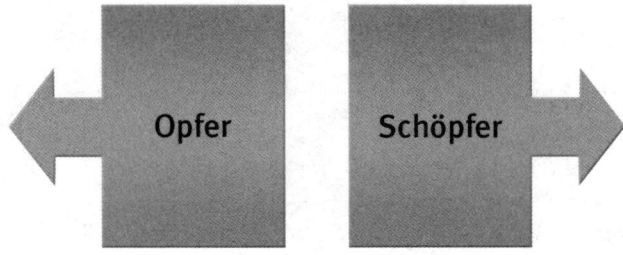

Wie schaffen Sie es, wenn Sie bisher eher Opfer gewesen waren, aus dieser Rolle herauszukommen, in der Sie es bislang bequem hatten? Bequemlichkeit ist ja bekanntlich etwas, was Ihr Ego liebt. Ich empfehle Ihnen, als Erstes herauszufinden, was Ihre primäre unbewusste Motivation dafür ist, Opfer zu sein: Ist es Angst, Bequemlichkeit, Trägheit oder eine Blockade? Was genau ist es? Notieren Sie es hier.

**Die primäre unbewusste Motivation**
Was ist meine primäre unbewusste Motivation dafür, Opfer zu sein?

_____

_____

_____

_____

_____

_____

_____

Wenn Sie das herausgefunden haben, dann gehen Sie in Kontakt mit dem Thema, so wie ich es auf S. 47 beschrieben habe. Dadurch finden Sie heraus, worauf Ihr Thema Sie hinweisen möchte und was Sie in Ihrem Leben verändern sollten.

Im Kontakt mit dem Thema habe ich Folgendes herausgefunden:

_____
_____
_____
_____
_____
_____
_____

Das ist der Deal, den ich mit meinem Ego vereinbart habe:

_____
_____
_____
_____
_____
_____
_____

Jetzt gilt es für Sie, aktiv zu werden. Notieren Sie sich, wie Sie Ihr Leben verändern werden, um vom Opfer zum Schöpfer zu werden.

Das werde ich in Zukunft aktiv anders machen:

1. _____
_____
_____
_____
_____
_____

2. _____

3. _____

Nachdem Sie nun Ihren Verstand mit ins Boot geholt haben, können Sie unterstützend die Zwei-Punkt-Methode nutzen. Aktivieren Sie all die Potenziale, die Sie benötigen, um Ihr Leben zu verändern. Setzen Sie die Quantenheilung ein, um mögliche Ängste zu überwinden usw. Im Einklang von Verstehen – Verändern – Handeln wird es Ihnen deutlich leichter fallen, zum aktiven Schöpfer Ihres Lebens zu werden. Gestalten Sie endlich Ihr Leben so, wie Sie es wollen. Werden Sie frei, indem Sie zu 100 % Verantwortung übernehmen.

*Bewusstseinserweiterung heißt auch, bewusst zu handeln!*

# Frei von Verurteilungen und Bewertungen

*»Ohne die Stempel der Bewertung wäre die Welt nackt.*
*Doch wer sagt, dass sie eingekleidet sein muss?«*

Sie haben verstanden, dass es niemanden gibt, der an Ihrer Misere schuld ist. Sie haben hoffentlich auch verstanden, dass es überhaupt keinen Sinn ergibt, sich selbst zu beschuldigen. Die meisten Menschen sind Weltmeister darin, sich zu beschuldigen, schlecht zu machen und sich selbst zu peinigen.
Ich bin mir sicher, dass Sie jeden guten Freund, der Sie so behandeln würde, wie Sie selbst sich häufig behandeln, schon längst in die Wüste geschickt hätten: »Ich Idiot, das hätte ich doch wissen müssen«, »Wie bescheuert bin ich eigentlich, dass ich das nicht hinbekomme?«, »Ich bin echt zu nichts zu gebrauchen«, »Ich bin viel zu dick« usw.
Sind das Sätze, die Sie kennen? Verurteilen Sie sich auch manchmal so? Oder vielleicht noch schlimmer? Denken Sie an das Modell des Lebens. Wenn Sie sich so malträtieren, dann ist die Chance sehr hoch, dass Sie so auch im Außen behandelt werden.

Ähnlich sieht es mit Vergleichen aus. Wir leben in einer Leistungsgesellschaft, in der es normal ist, dass wir uns vergleichen. Auf diese Weise haben Sie die Möglichkeit, einen Ansporn zu erhalten. Doch sehr häufig nutzen Sie die Möglichkeit des Vergleichs auch, um sich schlechtzumachen. Vergleiche führen immer wieder dazu, dass Sie sich oder den anderen nicht so lassen, wie er ist. Doch hinkt nahezu jeder Vergleich, denn es wird immer eine Person oder Situation geben, die besser oder schlechter ist als Sie.

Möchten Sie, dass Sie solch ein Schicksal ereilt? Wenn nicht, dann sollten Sie sehr gut auf Ihre Gedanken achtgeben. Denn je häufiger Sie sich selbst beschuldigen oder verurteilen, desto schneller gehen all diese Gedanken in Ihr Unterbewusstsein über und verselbstständigen sich, ohne dass Sie noch Einfluss darauf haben.

Es gibt eine schöne Übung hierfür, die ich »Feng Shui fürs Gehirn« genannt habe. Damit Sie aufräumen in Ihrem Kopf und dort wieder für frischen Wind sorgen können.

### Feng Shui fürs Gehirn

Achten Sie auf Ihre Gedanken. Seien Sie achtsam, was Sie denken, z. B. jetzt! Sind Ihre Gedanken positiv ausgerichtet oder negativ? Achten Sie im Laufe des Tages immer wieder darauf. Sowie Sie feststellen, dass Sie sich erneut verurteilen, verändern Sie Ihren Fokus sofort auf etwas Positives, indem Sie sich fragen: »Was will ich stattdessen?« Überlegen Sie sich dann, was Sie tun können, um das »Stattdessen« zu erreichen. Somit sorgen Sie für frischen Wind in Ihren Gehirnzellen und beschäftigen sich mit dem, was funktioniert, anstatt mit dem, was nicht funktioniert. Sie werden erneut vom Opfer zum Schöpfer.

Erweitern Sie im Anschluss die Übung auf Ihre Gefühle. Denken Sie nicht nur positiv, sondern bringen Sie Ihre Gedanken auch auf die Gefühlsebene. Das verstärkt die Kraft Ihres Fokus ungemein.

### Gefühle verstärken

Die Hauptmotivatoren auf der Gefühlsebene sind Schmerz und Freude. Entweder tun Sie etwas, um Schmerz zu vermeiden oder um Freude bzw. Liebe zu erhalten. Das ist wissenschaftlich erwiesen. Weil das so ist, können Sie die nun kommende Übung nutzen, um das Feng Shui fürs Gehirn zu verstärken.

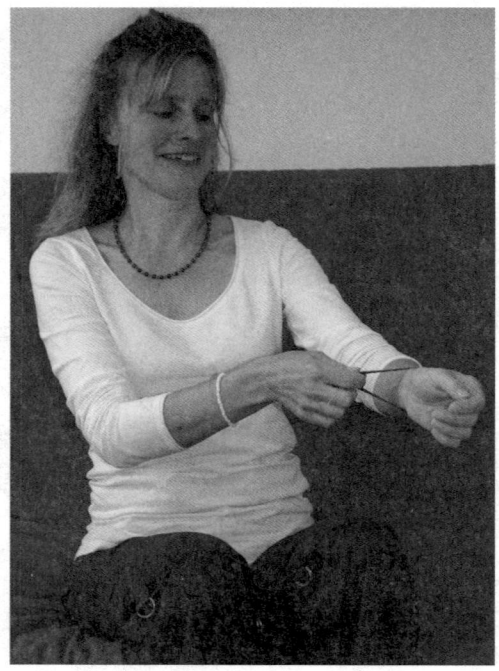

Weg vom Schmerz, hin zur Freude

Kaufen Sie sich ein Gummiband, das locker um Ihr Handgelenk passt – so wie ein Armband.[10] Es sollte jedoch nicht abfallen können. Binden Sie es um Ihr Handgelenk, und lassen Sie es für die nächste Zeit umgebunden. Jedes Mal, wenn Sie sich in Zukunft dabei ertappen, dass Sie sich malträtieren oder schlecht über sich denken, dann nehmen Sie das Gummiband und ziehen es einmal richtig straff, ohne dass es reißt. Lassen Sie es dann zurückschnellen. Ich gehe davon aus, dass der Schmerz sich sofort einstellt. Dann denken Sie sofort an das, was Sie stattdessen wollen und küssen die Stelle, die schmerzt, mehrfach. Auf diese Weise setzen Sie einen emotionalen

---

10   Gut geht auch ein Haarband.

Anker.[11] Das Negative erzeugt Schmerz, das Positive Liebe. Je häufiger Sie das tun, desto mehr lernt Ihr Verstand, was gut für ihn ist. Neben Ihren Gedanken werden sich auch Ihre Gefühle verändern.

Diese Übung können Sie selbstverständlich auch wunderbar nutzen, um Ihre Glaubenssätze zu verändern. Dabei können beide Übungen, »Feng Shui fürs Gehirn« und die Gummibandübung, lediglich unterstützend wirken. Letztendlich gilt es, dem Ursprungsthema auf die Spur zu kommen.

Genauso wie *Sie* sich bewerten, tun Sie es sicherlich auch häufig mit *anderen* Menschen. Sie glauben das nicht? Jeder Mensch tut dies, selbstverständlich hauptsächlich aus dem Unterbewusstsein heraus. Doch weshalb tun Sie das? Einerseits, um es Ihrem Gehirn leicht zu machen: Ihr Gehirn arbeitet mit Schubladen, damit es Situationen leichter einschätzen kann. Andererseits bewerten Sie aus Ihren Erfahrungen heraus.

Hier kommt jetzt das Spiegelgesetz zum Tragen. Sie kennen vielleicht den Ausspruch: »Wenn du mit dem Finger auf andere zeigst, schauen immer drei Finger zu dir zurück.« Darin steckt sehr viel Wahrheit. All das Negative (und natürlich auch das Positive), was Sie in anderen entdecken, ist entweder eine Projektion, ein Spiegel oder ein Schatten:

- Die andere Person ist eine Projektionsfläche für das, was Sie nicht wollen.
- Sie ist ein Spiegel für das, was Sie an sich selbst nicht sehen können.
- Sie zeigt Ihnen Ihre tiefsten Schattenseiten auf.

---

11   Ein emotionaler Anker ist eine automatische Erinnerung auf der Gefühlsebene. Sie kennen das sehr gut, beispielsweise wenn Sie irgendwo ein Musikstück hören, das Sie sofort an eine Situation aus der Vergangenheit erinnert. Die Musik ist mit der Situation verknüpft, so wie im obigen Fall der Schmerz mit Ihrer Verurteilung gekoppelt wird und das Küssen mit dem »Stattdessen«.

Diese Aussagen werden Ihrem Sie wohl behütenden Ego sicher nicht gefallen, doch ist Ihr Gegenüber eine wunderbare Möglichkeit, sich selbst zu erkennen.

## Die Projektion

Wenn Sie an Ihrem Gegenüber etwas nicht mögen, dann projizieren Sie etwas, was Sie an sich nicht mögen, unbewusst auf diese Person. Ich weiß, Ihr Ego sagt Ihnen jetzt, dass das überhaupt nicht sein könne. Natürlich nicht, denn Sie wollen es ja auch nicht an sich sehen. Daher braucht es Ihr Gegenüber, an dem Sie es sehen können. Bei allen Urteilen, die Sie ihm gegenüber fällen, können Sie sich eine einzige Frage stellen: »Was hat das mit mir zu tun?« Wenn Sie hier sich selbst gegenüber ehrlich sind, stellen Sie fest, dass es ein Teil von Ihnen ist, den Sie in der anderen Person erkennen. Wenn es nicht so wäre, weshalb resoniert es dann in Ihnen? Es muss also auch etwas mit Ihnen zu tun haben. Stellen Sie sich einmal vor, wie es wäre, wenn Sie sagen könnten: »Okay, so bin ich auch.«

Das ist das große Ziel, sich selbst so anzunehmen, wie Sie sind. Sie können sich darüber ärgern, dass Sie so sind, oder es bleiben lassen. Fakt ist: Sie sind so! Doch jetzt, wo Sie es an sich erkennen, können Sie es auch verändern. Vorher sahen Sie es ja nur in Ihrem Gegenüber.

## Der Spiegel

In diesem Fall spiegelt Ihr Gegenüber Ihnen ein Verhalten wider, das Sie an sich selbst noch nicht sehen können, weil es bisher brav in Ihrem Unterbewusstsein geschlummert hat. Somit werden Ihnen durch diesen Menschen ein paar neue Seiten an Ihrer Person aufgezeigt – nicht schön und dennoch wahr. Normalerweise müssten Sie demjenigen dankbar sein, dass er sich Ihnen als Spiegel zur Verfügung stellt, anstatt ihn zu verurteilen. Machen Sie sich darüber einmal Gedanken. Vielleicht erinnert Sie das Verhalten Ihres Gegenübers, die Art, wie er spricht oder einen bestimmte Mimik aufsetzt, an Ihren Vater, Ihre Mutter, Ihren Onkel o. Ä. – unbewusst selbstverständlich. Dann nutzen Sie diese Gelegenheit und finden Sie heraus, was genau es ist, was Sie auf die Palme bringt. Seien Sie neugierig, und behalten Sie das Urteil für sich.

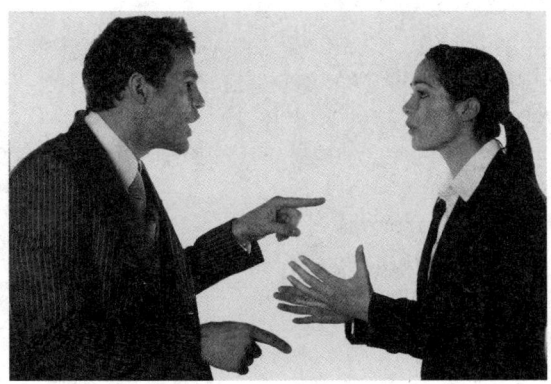

Sind Sie in der Lage, den Spiegel im anderen zu erkennen?

Woran liegt es, dass Sie sich in Ihrem Gegenüber spiegeln? Sogenannte Spiegelneuronen sorgen dafür, dass wir uns in andere Menschen einfühlen können. Wir sind in der Lage, das zu fühlen, was andere fühlen. Und auf die gleiche Weise sorgen Spiegelneuronen dafür, dass wir in der anderen Person Aspekte unseres Selbst erkennen.

Wenn also das Urteil, die Beschuldigung oder Bewertung nichts mit dem anderen zu tun hat, sondern er lediglich ein Spiegel für Sie ist, dann macht es auch keinen Sinn mehr, jemanden zu bewerten oder zu verurteilen. Je mehr Sie lernen, Urteile und Bewertungen aus Ihrem Leben herauszulassen, desto freier werden Sie – sich selbst und anderen gegenüber. Stellen Sie sich einmal vor, Sie könnten alle Menschen einfach so lassen, wie sie sind. Wie einfach und leicht wäre da das Leben – pure Freude! Bleiben die Urteile aus, so findet Ihre Schwingung und die des anderen keine negative Resonanz mehr.

An diesem Punkt möchte ich noch einmal auf das Prinzip Selbstverantwortung hinweisen. Niemand anders ist an irgendetwas schuld, wenn Sie die volle Verantwortung für Ihr Leben übernehmen. Genauso wenig sind Sie selbst schuld an irgendwelchen Dingen, die bei anderen passieren, es sei denn, Sie taten es mutwillig. Ändern Sie es, dann stellt sich die Frage nach der Schuld nicht mehr.
Führen Sie in einer ruhigen Minute hierzu folgende Übung durch:

### Der kleine Urteilsprozess
Was mögen Sie an Ihrem aktuellen oder ehemaligen Partner nicht? Wo haben Sie ein Urteil über sie bzw. ihn? Schreiben Sie alle Urteile hier nieder.

_____

_____
_____
_____
_____
_____
_____
_____
_____
_____

Nachdem Sie alles aufgeschrieben haben, stellen Sie sich für jeden einzelnen Aspekt die Frage, was das mit Ihnen zu tun hat. Woher kennen Sie das in Ihrem Leben? Was resoniert da in Ihnen? Seien Sie neugierig: Sie können viel über sich lernen. Wichtig ist, dass Sie wirklich ehrlich zu sich sind.

Nutzen Sie dann wiederum die Übung »Kontaktaufnahme«, um sich selbst auf die Schliche zu kommen. Setzen Sie die Quantenheilung ein, damit die Resonanz in Ihnen gehen darf. Und handeln Sie in Ihrem Alltag entsprechend neu. Führen Sie die Übung danach auch mit anderen Menschen durch, denen gegenüber Sie ein Urteil haben, z. B. mit Ihren Eltern, Ihren Kindern, Ihrem Chef, Freunden, Nachbarn usw.

## Die Schattenseiten

Der eigene Schatten bzw. die dunkle Seite in Ihnen sind abgespaltene Aspekte Ihres Ichs. Schattenseiten sind also Aspekte in uns, die wir als so schlimm empfinden, dass wir sie gut und sicher – mit einem rosa Bändchen umwickelt – in uns vergraben haben. Aus diesem Grund fällt es uns auch äußerst schwer, sie zu erkennen. In unserem Gegenüber erkennen wir sie. Wie? Ganz einfach:

### Was ist das, was Sie an Ihrem Gegenüber
### (Ihrem Partner, Ihren Eltern usw.) am meisten verabscheuen?

Gehe ich recht in der Annahme, dass Sie sofort eine Antwort parat haben? Herzlichen Glückwunsch, hier ist eine Ihrer dunklen Seiten. Sie wollen das nicht wahrhaben? Das kann ich gut verstehen, und doch ist es die Wahrheit. Jetzt gibt es zwei Alternativen für Sie: Die erste Möglichkeit ist, Sie streiten es weiterhin ab und weisen es von sich. Was passiert? Die Energie folgt der Aufmerksamkeit und so sucht sich diese dunkle Seite weitere Momente, wo sie sich ausleben kann. Die zweite Möglichkeit ist, Sie beschäftigen sich mit dieser Seite so lange, bis Sie sie verstehen und als einen Teil Ihrer selbst liebevoll annehmen können. Damit befrieden Sie diesen Aspekt mit der Zeit. Er benötigt keine Aufmerksamkeit mehr.

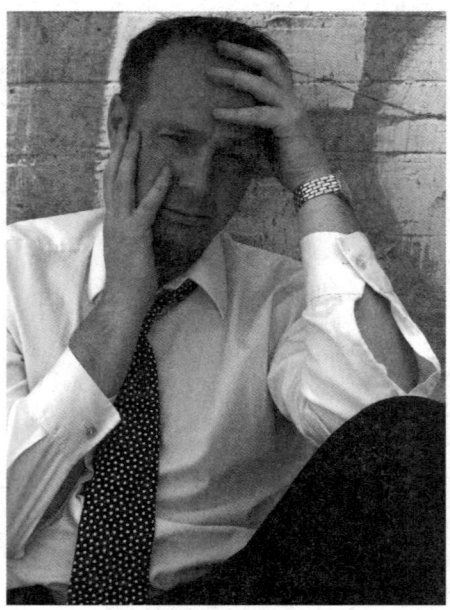

Bin ich wirklich so? Ja, und es ist okay.

Die eigenen Schatten zu erkennen und in Liebe anzunehmen, ist für die meisten Menschen eine große Herausforderung. Es sind ja genau die Aspekte, die wir beim Partner oder anderen Personen so sehr verurteilen. Wenn Sie jedoch über die Frage oben herausbekommen haben, was eine oder mehrere Ihrer Schattenseiten sind und ggf. woher sie stammen, so können Sie die folgende Übung nutzen, das Annehmen der Schatten zu erleichtern.

### Den eigenen Schatten in Liebe annehmen

Suchen Sie sich einen ruhigen Platz und setzen Sie sich auf einen Stuhl oder legen Sie sich hin. Richten Sie Ihre volle Aufmerksamkeit auf das Energiezentrum Ihres Herzens. Es befindet sich in der Mitte Ihres Brustkorbs.[12] Legen Sie Ihre linke Hand zur Unterstützung auf diesen Punkt, die andere Hand auf eine andere Körperstelle, die Ihnen gerade in den Sinn kommt. Sprechen Sie innerlich folgenden Satz aus: »Ich nehme meine Schattenseiten in Liebe an.« Gehen Sie dann in das Quellbewusstsein.[13] Verweilen Sie für mindestens 30 Sekunden in diesem Quellbewusstsein, und genießen Sie diesen Moment. Lösen Sie dann die Handpositionen, und kommen Sie in Ihr Tagesbewusstsein zurück. Wiederholen Sie die Übung so häufig, wie sie mögen. Mit der Zeit können Sie die Hände weglassen. Sie dienen zu Beginn lediglich als Unterstützung.

Wenn Sie also bereit sind, Ihre Schattenseiten liebevoll anzunehmen, holen Sie den einst abgespaltenen Teil von sich in Ihr Leben zurück und werden wieder ganz. Das Schöne daran ist, dass darin eine unheimliche Kraft liegt, die Sie in Ihrem Selbst sehr bestärken wird.

---

12  Viele kennen diese Stelle auch als das Herzchakra.

13  Im Anhang erfahren Sie, wie Sie in das Quellbewusstsein gelangen, sollten Sie diese Übung noch nicht kennen. Das Quellbewusstsein ist das Gleiche wie das reine Bewusstsein oder das reine Gewahrsam.

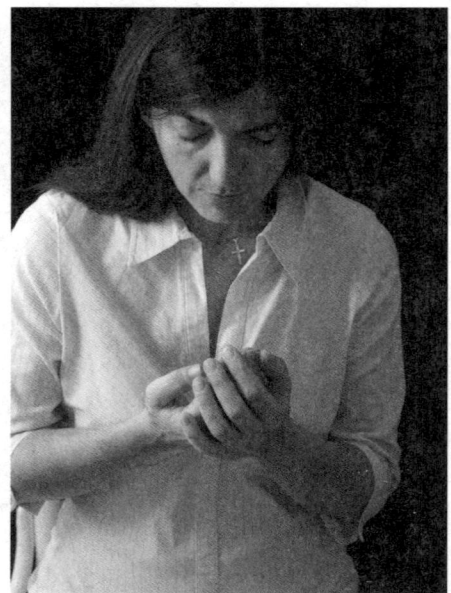

Liebevolle Annahme des eigenen Schattens

Wenn Sie also die Themen in sich befrieden, werden diese keine Resonanz mehr in Ihnen auslösen. Ihr Leben wird deutlich leichter werden. Was hat das jetzt wiederum mit der Quantenheilung zu tun? Ganz einfach: Wenn Sie solch ein Bewusstsein entwickeln und die Resonanzen ausbleiben, werden Sie immer mehr mit sich im Reinen sein. Und wenn Sie immer mehr mit sich im Reinen sind, dann können Sie sich ganz anders auf die Quantenheilung einlassen. Wenn ich als Coach mit einer Person arbeite und selbst mit mir im Reinen bin, kann ich mich zu 100% auf diese Person einlassen. Ich bin in der Lage, Dinge zu erkennen, die ich sonst nie erkennen könnte, weil ich noch zu sehr mit meinen eigenen Themen beschäftigt wäre. Wenn die Themen der anderen Person in Ihnen Resonanz auslösen, können Sie sich ihr nicht frei widmen. So einfach ist das.

# Der tiefe See des Selbstvertrauens

*»Lange übte ich mich im Vertrauen,*
*bis ich es schließlich in mir selbst entdeckte.«*

In engem Zusammenhang mit dem Thema »Selbstbeschuldigung und Selbstverurteilung« steht das eigene Selbstvertrauen. Je geringer das Selbstvertrauen und das Selbstwertgefühl sind, desto eher neigen Menschen dazu, sich selbst zu verurteilen. Das ist verständlich, denn mit einem geringen Vertrauen in das eigene Selbst sehen Sie viel deutlicher die Dinge, die nicht funktionieren als diejenigen, die funktionieren. Der Fokus liegt mehr auf dem »Falschen« als auf dem »Richtigen«.

Selbstvertrauen ist etwas, das, wie die meisten anderen Dinge, in der frühen Kindheit geprägt wird. Trauen Ihnen Ihre Eltern viel zu, entwickeln Sie im Regelfall ein hohes eigenes Vertrauen. Fördern und unterstützen sie Sie in dem, was Sie können, und ermutigen sie Sie mit entsprechendem Lob, Dinge zu tun, entwickeln Sie automatisch ein hohes Selbstwertgefühl.

Im anderen Fall passiert genau das Gegenteil. Sätze wie »Das kannst du nicht«, »Das schaffst du nicht«, »Lass das lieber den Papa machen, der kann das besser«, »Du bist zu nichts zu gebrauchen« usw. erschaffen ein geringes Selbstvertrauen bzw. Selbstwertgefühl. Erinnern Sie sich an das Modell des Lebens und Sie wissen, weshalb solche Überzeugungen Sie so lange limitieren, bis Sie sie verändern.

## Selbsterforschung zu Selbstvertrauen und Selbstwertgefühl

Erforschen Sie sich auch in diesem Zusammenhang. Beantworten Sie sich folgende Fragen:

- Wie haben mich meine Eltern in der Kindheit gefördert?
- Bin ich ermutigt worden, Dinge zu tun, oder sollte ich eher vorsichtig sein?
- Wie gehe ich heute an Neues heran, vorsichtig oder mutig?
- Welche Glaubenssätze bzw. Überzeugungen trage ich in mir, die dazu beitragen, ein geringes Selbstwertgefühl bzw. ein geringes Selbstvertrauen zu haben? Notieren Sie sich alle, die Ihnen einfallen, selbst wenn sie sich noch so komisch anhören mögen.
- Wie verhalte ich mich aufgrund dieser limitierenden Glaubenssätze? Welche Auswirkungen haben diese Sätze auf mein Leben?
- Welche fördernden Überzeugungen trage ich in mir, die mich und mein Vertrauen stärken?

Wenn Sie alles notiert haben, erstellen Sie sich ein Ranking. Welche Überzeugung limitiert Sie am meisten? Sortieren Sie Ihre Sätze. Gehen Sie daraufhin mit jedem einzelnen davon in Kontakt, beginnend mit dem stärksten. Finden Sie heraus, wozu die jeweilige Überzeugung gut ist und was sie Ihnen mitteilen möchte. Machen Sie Ihren Deal mit ihr, sodass sie Sie zukünftig unterstützt, anstatt Sie zu manipulieren. Sie werden vielleicht feststellen, dass einige der schwächeren Sätze in Zusammenhang mit stärkeren stehen. Somit kann es sein, dass Sie gar nicht mit jedem in Kontakt gehen müssen.

Arbeiten Sie alle Sätze durch. Nachdem Sie mit jedem Satz in Kontakt gegangen sind und ihn zum Unterstützer gemacht haben, überprüfen Sie, welche Kraft er noch hat. Erinnern Sie sich an eine Situation in der Vergangenheit, in der Sie Ihr Satz deutlich gehindert hat. Wie fühlt sich die Situation jetzt an? Ist sie immer noch negativ belegt? Wahrscheinlich nicht. Überlegen Sie sich dann eine Situation in Ihrer Zukunft, in der Sie mit ziemlicher Sicherheit erneut von Ihrem Satz limitiert werden würden. Wie fühlt sich diese Situation jetzt an? Wenn es keine Resonanz mehr gibt, können Sie davon ausgehen, dass die Überzeugung ihre Kraft verloren hat.

Um all das noch zu verstärken, können Sie jetzt mithilfe der Quantenheilung den ehemals limitierenden durch einen fördernden Glaubenssatz ersetzen – wenn es überhaupt noch notwendig ist. Greifen Sie hierzu auf die Übung von S. 53 zurück.

Schauen Sie sich jetzt Ihre fördernden Überzeugungen an. Wie wirken sich diese auf Ihr Leben aus? Was genau bewirken sie? In welchen Situationen haben Sie größeres Vertrauen und weshalb? Was genau muss passieren, damit Sie dieses Vertrauen haben? Erforschen Sie sich auch hier.

_____

_____

_____

_____

_____

_____

_____

_____

Und wenn Sie alles herausgefunden haben, fragen Sie sich, wie Sie das auch in anderen Situationen nutzen können. Im Neurolinguistischen Programmieren nennt man das »Modeling«. Modeln Sie Ihre Handlungsweisen aus der positiven Situation, und übertragen Sie diese auf die bisher negative. Sie werden feststellen, wie gut das funktioniert. Erfolgreiche Menschen machen das übrigens andauernd. Sie schauen sich genau an, wie andere es machen, erfolgreich zu sein, und machen es ihnen auf ihre Art und Weise nach.

Wie ich meine fördernden Überzeugungen auch in anderen Situationen einsetzen kann:

# Der Glaube als Schlüssel

*»Wenn wir die Kraft unseres Glaubens erkennen,*
*öffnet sich das Tor zur Macht.«*

Ihr Glaube ist mit das machtvollste Instrument, das Sie besitzen. Ich schrieb bereits zu Beginn des Buches darüber. Hierzu möchte ich gern zwei Beispiele nennen. So hat man beispielsweise eine Gruppe kniekranker Patienten in Vollnarkose die Knie aufgeschnitten. Lediglich 50% der Patienten wurden anschließend tatsächlich operiert. Den anderen wurde das Knie direkt wieder zugenäht. Alle vormals Geschädigten konnten im Nachhinein dauerhaft und mühelos wieder gehen.
Einer anderen Gruppe von Probanden gab man ein großes Stück Sahnetorte zu essen. Im Nachhinein maß man das Immunsystem dieser Menschen. Bei der einen Gruppe erhöhten sich die Werte im Gegensatz zu vorher, bei der anderen waren sie gesunken. Woran lag das? Ganz einfach: Die Gruppe mit den höheren Werten genoss die Torte in vollen Zügen. Die anderen bekamen ein schlechtes Gewissen wegen ihrer Figur. Der Glaube hat einen enormen Einfluss auf den Menschen und kann, wie im gezeigten Beispiel, das Immunsystem schlagartig verändern.

Wie stark glauben Sie – zweifelsfrei – daran, dass Sie in der Lage sind, andere Menschen zu heilen? Sehr schnell kommen wir hierbei wieder an das eigene Selbstwertgefühl und das Selbstvertrauen. Je größer diese sind, desto stärker ist der Glaube. Wenn Sie aus tiefstem Herzen an die Heilung glauben und wenn es für Sie ganz klar ist, dass Heilung geschehen wird, dann senden Sie eine so enorme Kraft aus, dass die Selbstheilungskräfte gar nicht anders können, als in Gang zu kommen. Gleiches gilt natürlich für den zu Heilenden. Natürlich passiert immer etwas, selbst wenn Sie nicht daran glauben. Doch ist der tiefe Glaube eine Art Turbo.

Wichtig ist, dass Sie auch hier sehr ehrlich zu sich sind. Natürlich ist es einfach, sich vom Kopf her zu sagen, dass Sie an die Heilung glauben. Doch wenn es in Ihnen noch Zweifel gibt, dann können Sie noch so sehr daran glauben. Der Zweifel wird diesen bewussten Glauben auf der unbewussten Ebene sabotieren.

Kennen Sie die Stimme in sich, die ganz leise sagt: »Das schaffst du eh nicht«, »Was glaubst du, wer du bist?« oder »Was, wenn es nicht funktioniert? Wie peinlich!« Erneut sind wir bei den Glaubenssätzen. Sie sehen, wie stark Ihre Überzeugungen Ihr Leben beeinflussen – auf allen Ebenen. Verändern Sie sie wie schon die anderen, und Sie werden Ihre Zweifel ausräumen.

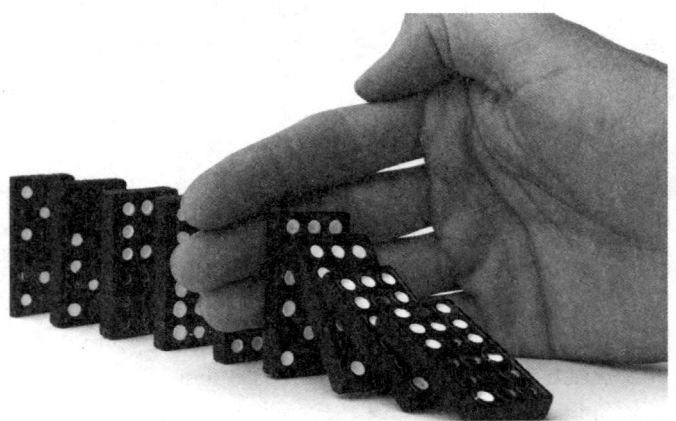

Lassen Sie sich nicht bremsen! Verändern Sie Ihre Überzeugungen.

# Bewusstwerdung

*»In Bezug auf unser Bewusstsein sind wir*
*noch auf der Stufe eines Säuglings.«*

Im zweiten Kapitel habe ich bereits beschrieben, wie wichtig es ist, sein Bewusstsein zu erweitern, um wirklich in die Tiefe der Heilung vordringen zu können. Je bewusster Sie sind, desto leichter wird Ihnen Heilung fallen. Sei es für Sie selbst oder für andere. Je genauer Sie »hinschauen«, desto einfacher wird es für Sie sein, die Themen zu erkennen und zu transformieren.

Wir befinden uns gerade in einer Zeit des Umbruchs. Diese und die nächsten Jahre beschreiben einen enormen Transformationsprozess, der uns dazu auffordert, uns mehr und mehr mit uns zu beschäftigen. Mit unseren Themen, Blockaden, Ängsten und den Seiten, die wir im normalen Alltag so gern verdrängen. All das gehört zum Bewusstwerdungsprozess.

Ich telefonierte dieser Tage mit einer lieben Freundin, die arg von ihren Themen gebeutelt war. Sie war sich sicher, schon vieles bereinigt zu haben. So wie ihr ergeht es sehr vielen Menschen zurzeit. Und je sensitiver der Mensch ist, desto mehr bekommt er diesen Umbruch zu spüren. Mal ganz abgesehen von alldem, was der Welt gerade widerfährt. Sicher ergeht es auch Ihnen so mit Ihren Themen. Ich kann Sie also hoffentlich ein wenig beruhigen, wenn ich Ihnen mitteile, dass es quasi »normal« ist und zum weltweiten Transformationsprozess dazugehört. Wichtig ist, dass Sie sich Ihre Themen anschauen und ergründen. Dabei ist es gar nicht wichtig, die Ursache zu erforschen. Es geht – wie immer – lediglich darum, intensiv mit seinen Themen in Kontakt zu gehen.

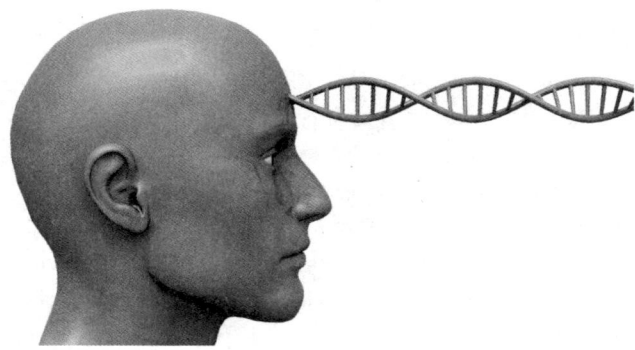

Der Bewusstwerdungsprozess

Dieses Kapitel soll Ihnen ermöglichen, tiefer in Ihr eigenes Mysterium, Ihre eigene Welt einzudringen. Damit auch die Quantenheilung für Sie ein Teil Ihres Lebens und somit ganz selbstverständlich werden kann.

Einer der für mich wichtigsten Aspekte der Bewusstwerdung ist die Achtsamkeit.

# Achtsamkeit

*»Auf den Säulen der Achtsamkeit ruht das Dach der Weisheit.«*

Über dieses Thema könnte man sicherlich ein ganzes Buch schreiben. Der berühmte spirituelle Lehrer Thich Nhat Hanh hat es sich zu seiner Lebensaufgabe gemacht, den Menschen die Achtsamkeit näherzubringen. Ich möchte mich an dieser Stelle auf sieben Themen konzentrieren, die meines Erachtens sehr wichtig für die Unterstützung des Bewusstwerdungsprozesses sind:

1. Achtsamkeit sich selbst gegenüber,
2. Achtsamkeit dem eigenen Körper gegenüber,
3. Achtsamkeit für die Richtung der Aufmerksamkeit,
4. Achtsamkeit für die universellen Impulse,
5. Achtsamkeit dem anderen gegenüber,
6. Achtsamkeit dem Umfeld und der Umwelt gegenüber und
7. Achtsamkeit im Jetzt.

## Achtsamkeit sich selbst gegenüber

Es gab eine Zeit, in der wir noch stark in Kontakt mit uns selbst waren, in der wir uns gespürt haben, auf uns achtgegeben haben. Doch ist das viele hundert Jahre her. Mit dem Aufkommen der Wissenschaft haben wir uns aus dieser »Ganzheitlichkeit« verabschiedet, haben Körper, Geist und Seele voneinander getrennt. Ich habe bereits die Zeit von Newton und Descartes erwähnt. Seit dieser verkopfen wir immer stärker und räumen unserem Verstand mehr und mehr Macht ein.

Auf der Strecke blieb der Kontakt zu unserer Seele, dem Herzen und den Gefühlen. Doch genau das ist es, was Sie bewusster werden lässt.

Je mehr und je tiefer Sie sich ergründen, warum Sie so sind, wie Sie sind, desto leichter wird Ihr Leben sein. Letztendlich geht es darum, sich und seine Themen in Liebe anzunehmen.

Ich weiß, das geht in einigen Fällen leichter, in anderen fällt es einem wahrscheinlich sehr schwer. Das ist völlig normal. Es ist ja auch ein Prozess. Wenn ich überlege, wie viele Jahre ich brauchte, um meiner Mutter von tiefem Herzen her sagen zu können, dass ich sie liebe, so war das ein langer Prozess. Ihr zu vergeben für all das, was sie mir vermeintlich »angetan« hatte, war auf der Verstandesebene einfach, doch auf der Gefühlsebene brauchte es Jahre.

Selbst heute gibt es noch das ein oder andere Thema, bei dem meine Emotionen Achterbahn fahren, wenn ich bei ihr bin. Daher liebe ich den Ausspruch:

>*»Und wenn du glaubst, du bist erleuchtet,*
>*mache eine Woche Urlaub bei deiner Mutter.«*

Genau darum geht es: zu erkennen, welche Themen bei Ihnen noch auf Resonanz stoßen. Das ist es, wenn ich davon spreche, achtsam mit sich selbst zu sein. Erforschen Sie sich, wo und bei welchen Themen Sie auf eine Resonanz stoßen.

Hierfür möchte ich Ihnen eine weitere Übung zur Verfügung stellen:

### Selbsterforschung Resonanz
Nehmen Sie sich für diese Übung genügend Zeit und Raum. Wichtig ist vor allem, dass Sie ehrlich zu sich sind – ganz egal, wie lang die Liste gleich werden wird. Beantworten Sie folgende Fragen:

Welche negativen Gefühlszustände kenne ich?

_____

_____

_____

_____

_____

_____

_____

_____

_____

_____

_____

_____

In welchen Situationen meines Lebens resoniert mein Körper noch mit negativen Gefühlen? Was muss passieren, damit ich wütend, traurig, beleidigt, ängstlich, angespannt, verletzt usw. bin? Schreiben Sie alles auf, was Ihnen einfällt. Gern können Sie auch Ihren Partner zurate ziehen.

_____

_____

_____

_____

_____

_____

_____

_____

_____

Bewusstwerdung

Haben Sie wirklich alles aufgeschrieben? Gehen Sie noch einmal in Ihre Erinnerung. Dort hat sich sicherlich noch die eine oder andere Situation versteckt. Wir neigen dazu, einige Themen zu verdrängen.

Wenn Sie alles hervorgeholt haben, gratulieren Sie sich erst einmal für Ihre Ehrlichkeit. Selbst wenn es viele Situationen geworden sind: Klopfen Sie sich auf die Schulter. Sie waren gerade klasse!

Jetzt erweitern Sie die Aufgabe. Gehen Sie in jede einzelne Situation hinein. Erfühlen Sie sie, und spüren Sie, wie sehr Sie noch damit in Resonanz sind. Nehmen Sie wahr, wie sehr die Situationen Sie beunruhigen, aufregen etc. Nachdem Sie das getan haben, bewerten Sie sie nach ihrer Stärke. 1 bedeutet dabei eine sehr geringe Resonanz und 10 eine sehr hohe. Danach nehmen Sie sich nacheinander jede Woche eine Situation zum Bearbeiten vor.
Sie können sich aussuchen, ob Sie mit der stärksten oder der schwächsten beginnen wollen. Im Falle der starken Resonanzen befreien Sie sich zügig von Ihren intensivsten Themen, was jedoch eine Weile dauern kann. Beginnen Sie mit den schwächsten, ist Ihre Erfolgsquote sicherlich sehr hoch. Je nachdem, wie Sie motiviert sind, wird Sie eher das eine oder das andere antreiben. Wichtig ist, dass Sie mit Leichtigkeit und Freude daran gehen und es nicht als eine leidvolle Aufgabe ansehen. Wie immer darf Veränderung mithilfe der Quantenheilung Spaß machen.

Ihre Aufgabe kennen Sie bereits. Gehen Sie mit jedem Gefühl, das in Ihnen Resonanz auslöst, in Kontakt. Fragen Sie es, worauf es Sie hinweisen möchte und machen Sie Ihren Deal. Danach nutzen Sie die Quantenheilung, um das Thema, die Situation zu transformieren bzw. in die Heilung zu bringen. Wiederholen Sie die Übung so häufig, bis Sie keine Resonanz mehr spüren. In Ihrem Alltag können

Sie dann testen, ob die Resonanz tatsächlich verschwunden ist. Und nicht vergessen: Setzen Sie Ihre veränderte Lebensweise um. Handeln Sie!

Auch möchte ich Sie darauf hinweisen, lediglich ein Thema pro Woche zu nehmen. Wenn Sie alle auf einmal nehmen, werden Sie frustriert sein, weil Ihr System kaum alles gleichzeitig umsetzen kann. So haben Sie eine wunderbare kontinuierliche Aufgabe, Ihr Leben peu à peu zu verändern. Aus eigener Erfahrung kann ich Ihnen sagen, dass es ein wundervolles Gefühl ist, wenn sie lediglich auf die positiven Situationen im Leben resonieren und die negativen einfach so stehen lassen können. Das heißt nicht, dass Sie keine Wut, Trauer oder Ähnliches mehr zu haben brauchen. Doch können Sie sich bewusst für diese Gefühle entscheiden und werden nicht mehr von ihnen überrollt. Sie sind nicht mehr Spielball, sondern aktiver Spieler im Spiel des Lebens. Sie sind Schöpfer, nicht Opfer!

Als Schöpfer sind Sie zudem in der Lage, Ihren Weg zu gehen – weil es niemanden mehr gibt, dem Sie gerecht werden müssen. Sie können dem folgen, was Ihnen guttut, und sind unabhängig vom Urteil anderer. Es ist ein Segen, dies tun zu können. Vor allem ist es unabdingbar, diese Kraft zu haben: Wenn Sie wirklich erfolgreich sein wollen, wird es immer Menschen geben, die Sie davon abhalten wollen, die neidisch sind und es angeblich besser wissen als Sie.

Passend dazu fällt mir die Geschichte von den Fröschen ein, die einen Turm besteigen wollen. Viele treten den Wettbewerb an. Doch auf der Strecke rufen ihnen die Zuschauer zu: »Das ist viel zu gefährlich«, »Ihr tut euch weh«, »Das ist viel zu anstrengend«, »Wartet ab, bis es kühler wird« usw. Kurz bevor sie den Turm erreichen, sind alle Frösche umgekehrt – nur einer nicht. Er klettert unablässig den Turm hoch, bis er an seinem Ziel angekommen ist. Voller Freude schaut er auf das Volk der staunenden Frösche hinunter. Wie ist das möglich? Ganz einfach: Dieser Frosch ist taub.

Wenn in Ihnen auf die negativen Situationen hin nichts mehr resoniert, werden diese immer seltener werden, bis sie irgendwann ganz ausbleiben. Das ist das Gesetz der Resonanz. Resoniert in Ihnen nichts, gibt es auch nichts im Außen, was sich zu zeigen braucht. Wie im Innen, so im Außen. Sie werden ganz automatisch zum Gewinner. So wie der taube Frosch.

Achtsamkeit sich selbst gegenüber bedeutet selbstverständlich auch, sich immer wieder einmal zu hinterfragen. Fragen Sie sich, ob das, was Sie gerade tun, noch Ihrem Weg entspricht. Nur zu leicht lassen wir uns von anderen in die Irre führen. Auch die Medien tragen das ihre dazu bei. Folgen Sie treu Ihrem Pfad, doch schauen Sie immer wieder einmal, ob Sie in Ihren eigenen Mokassins und nicht in denen Fremder laufen oder ob nicht vielleicht die Mokassins längst durchgelaufen sind. Gerade heute habe ich mit einem potenziellen Kunden telefoniert, der über 20 Jahre hinweg in den gleichen Schuhen gelaufen ist. Leider hat er verpasst zu erkennen, dass die Schuhe völlig aus der Mode gekommen sind. Sie waren einfach sehr bequem. Somit gab es für ihn keinen Grund zu wechseln. Das Dumme ist nur, dass es für seine Schuhe keine Absätze mehr gibt. Im wahrsten Sinne des Wortes, denn die Dienstleistung, die er als Experte im IT-Bereich so gut beherrscht, ist mittlerweile fast komplett vom Markt verschwunden. Seien Sie achtsam ob Ihres Weges.

Ein ganz wichtiger Aspekt in diesem Bezug ist der, zu lernen und für sich zu sorgen. Immer wieder passiert es mir, dass die Antwort bei der Übung »Kontaktaufnahme« bei meinen Coaching-Klienten lautet: »Sorge mehr für dich!« Männer sind im Gegensatz zu Frauen in dieser Hinsicht oftmals eher die egoistischen Menschen: Nur selten habe ich eine Frau kennengelernt, die ganz klar für sich gesorgt hat. Ich möchte Ihnen hiermit eine Aufgabe mit auf den Weg geben. Stellen Sie sich jeden Morgen die Frage:

**Was tue ich heute, um gut für mich zu sorgen?**

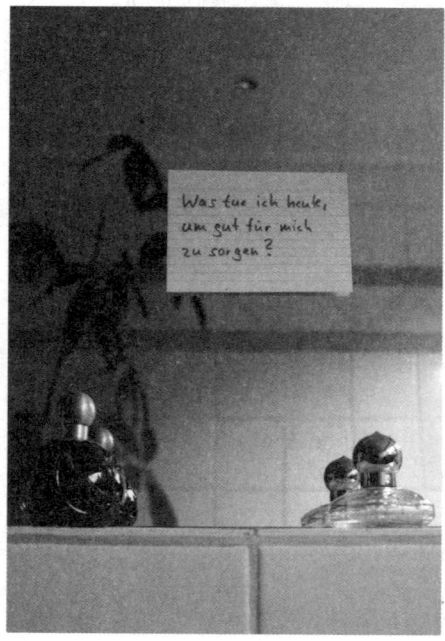

Die einfache Erinnerung

Sie dürfen hierbei ruhig eine Portion gesunden Egoismus walten lassen. Viele Frauen sind hauptsächlich deswegen krank, weil sie für alle Menschen sorgen, nur nicht für sich selbst. Doch das, was passiert, ist, dass sie all ihre Energie anderen widmen, sodass für die Versorgung des eigenen Körpers die Energie nicht mehr ausreicht. Somit muss der Körper krank werden, weil er unterversorgt ist und sich nicht mehr natürlich schützen kann. Schreiben Sie sich diese Frage auf eine Karteikarte und kleben Sie diese an Ihren Badezimmerspiegel. So sehen Sie die Worte jeden Morgen, wenn Sie sich waschen oder Ihre Zähne putzen.

## Das Stolz-Buch

Damit Sie lernen, mehr und mehr für sich zu sorgen, schaffen Sie sich ein kleines Büchlein an, in dem Sie jeden Abend kurz vor dem Zubettgehen hineinschreiben, was Sie im Laufe des Tages getan haben, um für sich zu sorgen. Es sollten mindestens drei Aspekte sein. Achten Sie darauf, dass es nicht immer die gleichen sind. Sonst betrügen Sie sich nur selbst. Nachdem Sie alle drei Aspekte – gern auch mehr – aufgeschrieben haben, klopfen Sie sich auf die Schulter und seien Sie stolz auf sich. Bedanken Sie sich bei sich selbst dafür, dass Sie wieder einmal für sich gesorgt haben. Je mehr Sie das tun, desto zufriedener werden Sie. Je zufriedener Sie sind und je erfüllter Sie sich fühlen, desto mehr können Sie sich bei der Quantenheilung auf den anderen konzentrieren, weil Sie selbst nichts mehr brauchen (Anerkennung von anderen, Aufmerksamkeit usw.).

Fliegen Sie des Öfteren? Zum Beispiel in den Urlaub? Zu Beginn gibt es immer die Sicherheitshinweise. In diesen wird Ihnen mitgeteilt, dass im unwahrscheinlichen Fall eines Druckverlustes automatisch die Sauerstoffmasken aus der Decke fallen. Erinnern Sie sich, was dann kommt? Richtig! Ziehen Sie *erst sich* die Maske auf, und helfen Sie *dann anderen*. Warum? Ganz einfach: Wenn Sie selbst nicht genügend Sauerstoff haben, können Sie auch anderen nicht mehr helfen.

*Die Grundregel natürlichen Egoismus lautet also:*
*Erst ich, dann andere!*

Wenn es Ihnen sehr schwer fällt, für sich zu sorgen, dann liegt es wahrscheinlich einmal wieder an diversen Überzeugungen, die Sie begrenzen. Es ist – wie so häufig – dasselbe. Was haben Sie damals gelernt? Erforschen Sie sich. Gibt es da Sätze wie »Stelle dich nicht so in den Vordergrund«, »Ich muss gut für andere sorgen, um lieb gehabt zu werden« oder »Nur wenn es Papa, Mama, Oma (oder anderen) gut geht, geht es auch mir gut«? Herzlichen Glückwunsch: Das sind genau die Überzeugungen, die dazu führen, dass Sie nicht für sich sorgen und somit »leer« sind.

Verändern Sie diese Überzeugungen so, wie Sie es im Buch gelernt haben. Damit auch Sie zum Zug kommen. *Erst Sie, dann andere!*

Je mehr Sie lernen, für sich zu sorgen, desto stärker wird in Ihnen der Aspekt, bezüglich dessen die meisten Menschen einen großen Mangel haben: *Selbstliebe*. Wenn Sie gut für sich sorgen und sich Gutes tun, signalisieren Sie sich selbst: »Ich mag mich.« Viele haben große Schwierigkeiten damit, weil sie keine Ahnung haben, wie sie in die Selbstliebe kommen können.

Für sich zu sorgen, ist ein erster Schritt. Sich Freiraum zu schaffen, sich eine Stunde pro Tag nur für sich zu gönnen, das ist Luxus pur. Das bedeutet Selbstliebe. Gehen Sie in dieser Stunde in Kontakt mit sich, fragen Sie sich, was Sie jetzt gerade brauchen, was Ihnen guttun könnte und tun sie es. Ganz egal, ob es sich dabei um eine Massage handelt, eine Stunde mit sich selbst Kuscheln, ob Sie das Buch lesen, das Sie schon immer einmal lesen wollten, in der Natur spazieren gehen oder einfach nur in der Stille sind. Genießen Sie sich. Können Sie es einrichten, eine Stunde am Tag nur für sich zu sein, für Ihre Selbstliebe und ein erfülltes Leben? Ich hoffe doch.

Selbstliebe bedeutet auch Selbstannahme. Sie sind dazu da, um Fehler zu machen. Denn daraus können Sie wunderbar lernen. Leider haben wir gelernt, dass Fehler nichts Gutes sind. Das ist ein Grund dafür, warum viele sie vertuschen. Sie könnten wieder einmal Missachtung ernten. Doch wenn Sie sich Ihre Fehler eingestehen und wenn Sie sich auch Ihre Schwächen eingestehen, wird Großartiges geschehen. Sie werden frei sein. Sie brauchen nicht mehr darauf zu achten, Negatives zu überspielen. Das kostet unendlich viel Kraft. Ich weiß, gerade in der Wirtschaft scheint das nicht erwünscht zu sein. Doch ich bin mir ganz sicher, dass auch dort in den kommenden Jahren eine große Welle der Veränderung eintreten wird. Sie sind, wie Sie sind. Und das ist auch gut so. Sie sind einzigartig. Und das nur, weil Sie Ecken und Kanten haben. Genau das macht Sie ja interessant. *Werden Sie zu dem, der Sie wirklich sind.* Beginnen Sie, sich so anzunehmen, wie Sie sind. Sie sind nicht gut in Kunst? Wunderbar: Dann gibt es da andere großartige Talente. Sie sind ein schlechter Liebhaber? Na und? Es gibt andere, die genau das an Ihnen lieben werden. Sie sind nicht gerade die große Erfolgskanone? Na, ist doch toll, dann gibt es für Sie noch einiges zu lernen. Sie sind … egal, was Sie sind. Sie sind gut. Punkt.[14]

Sprechen Sie eine Lobeshymne auf sich aus:

*Ich bin großartig!*

Das meine ich ernst. Sagen Sie es sich so häufig, bis Sie es wirklich spüren können, bis es in jeder Zelle Ihres Körpers angekommen ist. Denn genau das sind Sie. Da gibt es kein Vertun. Schließlich steht schon in der Bibel: »Die Menschheit ist nach dem Bilde Gottes geschaffen« (1. Mose 1,27). Gott ist großartig, denn er hat unsere Erde erschaffen, die Natur, Pflanzen, Tiere und Menschen. Und Sie? Sie sind sein Ebenbild.

---

14  Hier erinnere ich gern noch einmal an den Abschnitt »Verurteilen« von S. 86.

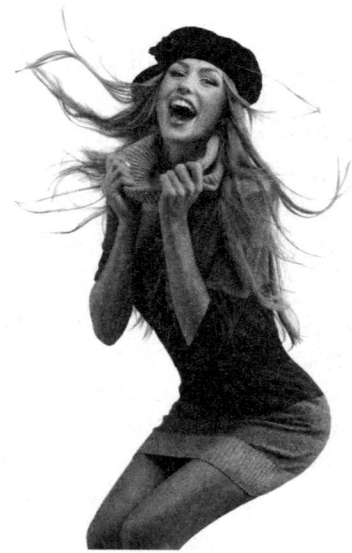

Ich bin klasse!

Erkennen Sie sich als der Mensch an, der Sie sind: ein schöpferisches Wesen. Je mehr Sie sich lieben, annehmen, anerkennen und Sie in sich hineinhorchen, desto bewusster werden Sie und desto weniger sind Sie vom Außen abhängig. Wenn Sie sich selbst lieben, brauchen Sie niemanden anderen dafür. Wenn Sie sich so annehmen, wie Sie sind, und sich anerkennen, dann sind Sie nicht mehr auf Anerkennung anderer Menschen angewiesen – und sind somit frei.

### Achtsamkeit Ihrem eigenen Körper gegenüber

Über dieses Thema habe ich sehr ausführlich in meinem Buch *Quantum Energy* berichtet. Ihr Körper ist Ihr höchstes Gut. Achten Sie ihn gut. Pro Sekunde finden Milliarden von Reaktionen in ihm statt, immer darauf ausgerichtet, optimal für sich zu sorgen. Wir stehen immer noch am Anfang, all das zu begreifen. Ihr Körper ist der perfekte Signalgeber, immer darauf ausgerichtet, sich optimal zu versorgen. Lernen Sie, auf ihn zu hören, und viele Krankheiten und Schmerzen werden überflüssig. So signalisiert er Ihnen sofort, wenn etwas nicht in Ordnung ist. Er beginnt dabei ganz sanft, etwa mit einem leichten Schmerz oder einem Schnupfen. Hören Sie auf ihn und sorgen Sie für Ruhe, gehen die Schmerzen oder der Schnupfen meist schnell weg. Tun Sie das nicht, werden die Signale stärker werden – so lange, bis Sie auf die Signale reagieren und in Ihrem Leben etwas verändern. Denn nur das möchte Ihr Körper ja: dass Sie etwas verändern.

Das ist die eine Seite. Die andere ist die, Ihren Körper zu ehren. Was passiert, wenn Sie morgens nach dem Aufstehen vor dem Spiegel stehen und sich anschauen? Was denken Sie und welche Gefühle kommen in Ihnen hoch? Können Sie ihn annehmen? Lieben Sie Ihren Körper? Oder verurteilen Sie ihn, weil Sie Ihre Falten sehen, das Fett oder die Pickel? Erneut sind wir beim Thema »Selbstliebe« angelangt. Die Spiegelübung ist sicherlich eine der herausforderndsten Übungen. Doch ist sie gerade deshalb so wichtig.

### Die Spiegelübung

Stellen Sie sich nackt vor einen Spiegel, möglichst vor einen Ganzkörperspiegel. Schauen Sie sich an, von oben bis unten. Nehmen Sie genau Ihre Gedanken und Gefühle wahr, die hochkommen. Seien Sie ehrlich zu sich. Wenn Sie jetzt noch nicht in der Lage sind, Ihr Spiegelbild liebevoll anzublicken, dann ist dies okay und braucht einfach noch Übung. Führen Sie die Übung jeden Tag durch. Schauen Sie erst Ihren gesamten Körper an und blicken Sie sich dann tief in Ihre Augen – mindestens zwei Minuten lang. Was denken Sie über sich und Ihren Körper? Was fühlen Sie? Nehmen Sie bisher ledig-

lich die negativen Aspekte wahr, dann beginnen Sie damit, sich die Stellen Ihres Körpers anzuschauen, die Sie mögen. Lernen Sie von Tag zu Tag, Woche für Woche, sich ein wenig mehr zu mögen. Es mag dauern. Das ist egal. Irgendwann kommen Sie an einen Punkt, an dem Sie sagen: »Wow, welch ein toller Körper. Die Flecken, die Falten, die grauen Haare, die Cellulite – all das gehört zu mir. Ist ein Teil von mir. Genau das macht mich aus.«
Wichtig ist es, zu üben und dranzubleiben.

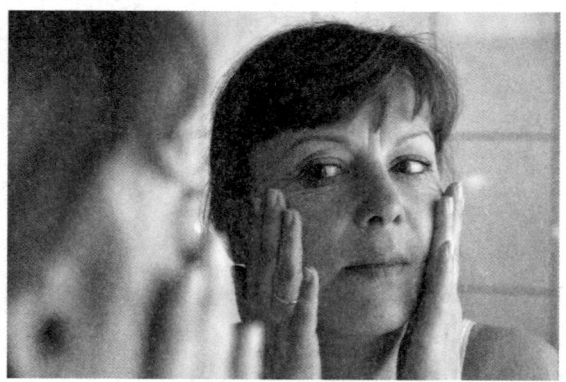

Der kritische Blick in den Spiegel

Hier kommen noch ein paar weitere Fragen, die meine Frau Sonja ihren Teilnehmern bei dieser Übung stellt:

- Was sehen Sie, wenn alles verschwindet, was jemals jemand über Sie gesagt hat?
- Was bleibt, wenn alle Vorurteile über Sie verblassen, die Sie bisher klein gemacht haben?
- Welches Leuchten bleibt, wenn Sie alles loslassen, das Sie anderen zuliebe sein wollen?
- Was bleibt übrig, wenn Sie ganz und gar Sie selbst sind?

Nehmen Sie sich genügend Zeit für diese Fragen. Es ist nicht immer leicht, all die Filter und Bilder, die Sie über sich haben, beiseitezuschieben. Die Frage, die letztendlich dahinter steht, ist: *Wer sind Sie hinter all Ihren Rollen? Wer ist diese Person?*

Meine Antworten vor dem Spiegel:

_____

_____

_____

_____

_____

_____

_____

_____

_____

_____

_____

_____

_____

_____

_____

_____

_____

_____

_____

_____

Vor mehreren Jahren stellte ich mich dieser Aufgabe, nachdem ich in einer tief greifenden Übung herausgefunden hatte, dass das, was mein Leben ausmachte, ebenfalls nur eine Rolle war – um zu überleben. Ich war immer ein positiv denkender und optimistischer Mensch. Und dennoch war ich nie zufrieden mit mir.

Ich saß in dieser Übung und erfuhr auf einmal, dass mein Ego das lediglich als Überlebensstrategie nutzte. Dieser Schock saß sehr tief, doch in dem Moment schwor ich mir, meine mir selbst auferlegten Rollen abzulegen, um mich wirklich kennenzulernen – jenseits aller Masken. Mein Maskenball war vorbei.

So ging ich in mich, um mich zu erfahren. Ich machte mich nackt – und erfuhr mich. Es waren Monate voller Berg- und Talfahrten. Manchmal schloss ich mich ein und ging tagelang nicht vor die Tür. Das Tal der Tränen war mein ständiger Begleiter. Doch nicht nur das: Auch die Wut stieg in mir auf – über mich und all das, was ich mir angetan hatte. Auch musste ich so manches Mal sehr herzlich über mich und meine damaligen Rollen lachen. Wie sehr hatte ich mich doch verbogen, nur um nicht abgelehnt zu werden, um anerkannt zu sein – nur um der Harmonie willen. Ich lebte mich nicht und ich spürte mich nicht. Diese Gefühle, die da auf einmal hochkamen, waren mir vielfach fremd. Und so kam ich mir näher und näher, erfuhr immer mehr über mich, meine Muster und Spielchen.

Neben diesen emotionalen Phasen gab es auch die Hochs. In solchen Momenten dachte ich dann: »Was ist jetzt das? Verdränge ich gerade oder ist da tatsächlich nichts?« Wahrscheinlich brauchte ich diese Zeiten auch, um die anderen gut durchleben zu können.

Das Wichtigste in dieser Zeit war, wirklich ehrlich zu mir zu sein – und nichts mehr zu deckeln, mich intensiv zu fühlen. Es war wie ein Befreiungsschlag. Und das Ergebnis ist schier grandios. Früher hielt man mir immer vor, ich sei nicht authentisch. Heute höre ich von den meisten

Menschen genau das Gegenteil. Ich bin in der Lage, meine Teilnehmer und auch alle anderen tief zu berühren. Ich kann mich sehr tief in sie hinein fühlen, weil ich gelernt habe, mich zu fühlen. Ich erkenne in meinen Coaching-Klienten Themen, die ich sonst wohl nicht erkennen würde, weil ich mich außen vor lassen kann. Ich bin völlig präsent, mit Körper, Geist und Seele.

All das ist ein riesiges Geschenk. Und genau aus diesem Grund erzähle ich Ihnen diese Geschichte. Es hat so viel in mir verändert, und das kann bei Ihnen genauso geschehen. Befreien Sie sich – in der für Sie richtigen Zeit – von Ihren Rollen. Sie werden nie alle ablegen können. Darum geht es auch gar nicht. Doch wenn Sie irgendwann so weit sind, können Sie die Rollen ganz bewusst annehmen. Sie *leben* sie und werden nicht mehr von ihnen gelebt. Das ist der große Unterschied:. Wieder einmal sind Sie nicht Opfer, sondern Schöpfer.

Übrigens: Heute schaue ich in den Spiegel und liebe mein Ebenbild. Wenn er nicht bereits verheiratet wäre, würde ich diesem Menschen im Spiegel direkt einen Heiratsantrag machen. Wie heißt es doch so schön in der Werbung: »Wahre Schönheit kommt von innen.« Heute verstehe ich das. Ein netter Nebenbeigewinn ist, dass ich diese innere Schönheit auch ausstrahle. Heute drehen sich die Menschen nach mir um. Früher ist mir das nicht passiert. Achten Sie Ihren Körper, und erkennen Sie Ihre Schönheit mehr und mehr an.

## Achtsamkeit für die Richtung der Aufmerksamkeit

Jeder Gedanke, den wir denken – das besagen die Neuen Wissenschaften – sendet eine elektromagnetische Schwingung aus.[15] Diese Schwingung bzw. Energie trifft irgendwo auf eine gleichwertige Schwin-

---

15  Vgl. Braden, G.: *Im Einklang mit der göttlichen Matrix.* Koha 2007

gungsebene, mit der sie resoniert. Sie kennen das als das Gesetz der Anziehung. Die Resonanz bildet eine Anziehung wie bei einem Magneten. Somit ist unausweichlich: Worauf Sie Ihren Fokus richten, das ziehen Sie an. Die Energie folgt immer der Aufmerksamkeit. Achten Sie also genau darauf, worauf Sie Ihren Fokus richten. Zeigt die Nadel Ihres Kompasses (Ihres Fokus) in die negative Richtung, ziehen Sie Negatives an. Zeigt er in die positive Richtung, ziehen Sie Positives an. Achten Sie also sehr auf Ihre Gedanken. Sie sind »magnetisch«.

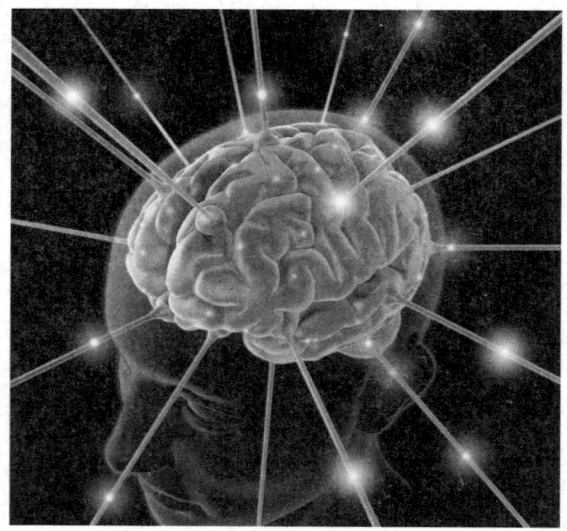

Ihre Gedanken strahlen elektromagnetische Schwingung aus und wirken somit wie ein Magnet.

Jede Verurteilung einer Situation oder eines Menschen muss unweigerlich mehr davon anziehen. Sie verleiht dieser oder diesem automatisch mehr Energie und somit Macht. Je mehr Sie also eine Person, die Regierung oder eine Sache verurteilen, desto mehr Macht schenken sie ihr ganz selbstverständlich. Wollen Sie das? Ich denke nicht, oder? Abgesehen davon, dass Sie ja mit allem verbunden sind. Das wissen nicht nur die spirituellen Menschen, sondern auch die Wissenschaft.[16] Wenn dem so ist, dann fällt jede Verurteilung sofort auf Sie zurück: Verurteilen Sie Ihr Gegenüber, so verurteilen Sie folglich sich selbst. Seien Sie sich dessen bewusst.

Verändern Sie also Ihre Gedankenstruktur. Gern verweise ich dafür noch einmal auf die Übung »Feng Shui fürs Gehirn« von S. 87. Entrümpeln Sie Ihr Gedankengut von den negativen Strömen. Diejenigen unter Ihnen, die mich bereits von meinen anderen Büchern kennen, wissen, dass das Thema »Fokus« mein Lieblingsthema ist – weil es eine der einfachsten Möglichkeiten ist, sein Leben zu verändern. *Verändern Sie Ihren Fokus und Sie verändern Ihr Leben.* Wie schnell das gehen kann, möchte ich Ihnen mit der folgenden Übung aufzeigen:

### Sieben Tage für ein Leben voller Zufriedenheit

Nehmen Sie sich ab heute vor, eine Woche genauestens darauf zu achten, dass Ihr Fokus ausschließlich auf die positiven Dinge des Lebens gerichtet ist. Beginnen Sie damit beim Aufwachen und enden Sie damit beim Einschlafen. Verlieren Sie zwischendurch den Fokus, so nutzen Sie die Zauberformel aus der Übung »Feng Shui fürs Gehirn« und stellen Sie sich die Frage, was Sie stattdessen wollen.

Dies ist eine sehr herausfordernde und gleichzeitig kraftvolle Aufgabe, die viel Disziplin und Achtsamkeit erfordert. Doch werden Sie nach der Woche feststellen, dass sich in Ihrem Leben einiges verändert hat.

---

16   Das »Prinzip der Verschränkung« legt nahe, dass wir über das Energiefeld miteinander verbunden sind. Alles ist Energie und miteinander verschränkt. Das ist der Grund dafür, warum wir nur intensiv an einen Menschen zu denken brauchen, und er uns scheinbar zufällig in dem Moment anruft. Es ist das Feld, das uns verbindet.

Suchen Sie sich am besten jemanden, mit dem Sie diese Übung gemeinsam durchführen. So können Sie sich gegenseitig immer wieder darauf aufmerksam machen, wenn Sie den Fokus verlieren. Das erleichtert die Aufgabe ungemein.

Achten Sie dann auch in Zukunft immer wieder auf Ihre Gedanken. Je mehr Sie das tun, desto selbstverständlicher wird es werden. Mit der Zeit wird es zu Ihrer Gewohnheit. Und da Ihr Ego Gewohnheiten liebt, sorgt es ganz nebenbei mit dafür, dass Sie immer mehr Positives anziehen.

## Achtsamkeit für die universellen Impulse

Hier möchte ich nicht vorgreifen, denn auf dieses Thema gehe ich im nächsten Kapitel deutlich ausführlicher ein.

## Achtsamkeit dem anderen gegenüber

Das wichtigste Wort in diesem Abschnitt heißt »Präsenz«. Wenn Sie lernen, sich ganz in den anderen einzufühlen, genau hinzuschauen und hinzuhören, dann entdecken Sie deutlich mehr bei ihr bzw. ihm, als wenn Sie lediglich einfach die Quantenheilung durchführen. Sehr häufig passiert es, dass ein Klient mit einem Thema zu mir kommt und ich sehr schnell herausfinde, dass es eigentlich um etwas ganz anderes geht.

Erst kürzlich hatte ich eine Frau am Telefon, die eigentlich von ihrer Flugangst befreit werden wollte. So fragte ich sie viele Fragen rund um das Fliegen, weil ich grundsätzlich sehr neugierig auf das bin, was das Leben der Menschen ausmacht. Sie fasste sehr schnell Vertrauen zu mir und erzählte mir von Dingen, die sie so bisher kaum einem Menschen erzählt hatte. Und so wurde klar, dass es bei ihr vielmehr um Verlustangst und die Angst vor dem Tod ging.

Hätte ich einfach nur die Flugangst behandelt, wären wir nie zum Kern durchgedrungen. Seien Sie also äußerst neugierig, auf eine sehr wertschätzende Art und Weise. Hören Sie zwischen die Zeilen, und haken Sie bewusst nach. Fühlt sich etwas nicht stimmig an, lassen Sie es sich näher erklären. Ich gehe später noch auf das Thema »Intuition« ein. Wenn Sie dieser folgen, kommen Sie unweigerlich auf die richtige Fährte.

In dem Moment, in dem Sie das wirkliche Thema angehen, welches oftmals einige Ebenen unter dem ursprünglich genannten liegt, dürfen wahre Wunder geschehen. So ist es bei meiner Klientin von gestern nun so, dass sich für sie eine völlig neue Welt erschlossen hat. Sie hat jetzt keine Angst mehr vor dem Tod, ihre Verlustangst durfte gehen und, obwohl wir überhaupt nicht an dem Thema der Flugangst gearbeitet haben, fand Sie, nachdem ich es abtestete, keinerlei Resonanz mehr zur ehemaligen Angst.

Das bedeutet Präsenz: sich ganz dem anderen im jeweiligen Moment zu verpflichten und nur noch für sie bzw. ihn da zu sein – und im Idealfall mit der Person eins zu werden.

Das Umfallen, wie es beim Ausführen der Zwei-Punkt-Methode des Öfteren passiert, ist für einige eine Herausforderung. Sich einfach fallen zu lassen bedeutet Kontrollverlust. Sich darauf einzulassen bedeutet für den Quantenheiler auch Fingerspitzengefühl. Bemerken Sie, dass Ihre Person damit Schwierigkeiten hat, so stellen Sie ihren »Fänger«[17] sehr nah hinter die Person. Damit der Fallende fühlt, dass jemand da ist, der ihn auffängt. Haben Sie eine Gruppe bei sich, so lassen Sie die Person den Fänger selbst auswählen – damit Vertrauen da ist. Denn wenn der Klient sich auf das Fallen einlassen kann, geschieht gleich auf mehreren Ebenen Heilung. Häufig übe ich mit den Menschen im Vorfeld

---

17  Der Fänger ist die Person, die hinter dem demjenigen steht, der die Anwendung erhält – für den Fall, dass dieser umfallen sollte.

das Sich-fallen-Lassen. Es gab auch Personen, mit denen ich erst eine halbe Stunde daran üben musste, bevor sie sich völlig frei fallen lassen konnten. Danach genossen sie dieses so sehr, dass sie gar nicht mehr aufhören wollten.

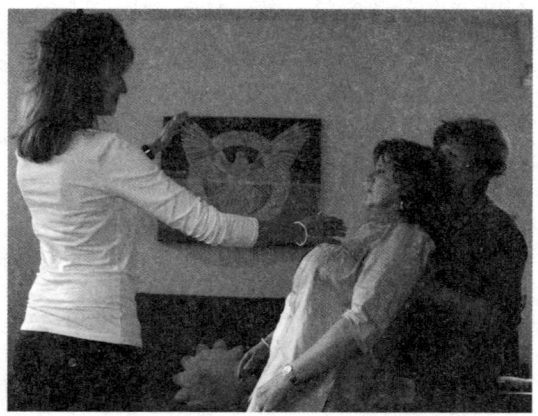

Die Angst des Fallens überwinden

Gerade für Frauen kann es eine Wohltat sein, sich in die Arme eines Mannes fallen zu lassen. In meinen Ausbildungen nutze ich oftmals keine Matratze, sondern ein Sofa. Habe ich das Gefühl, dass es der Frau schwerfällt, sich fallen zu lassen, stelle ich mich trotz Sofa hinter sie. Ich werde die Situation nicht vergessen, als eine Frau dann auf mich ins Sofa fiel und ich sie einfach weiterhin fest umarmt hielt. Nach 30 Sekunden wich auf einmal alle Anspannung. Ihr Körper löste sich komplett und zum ersten Mal seit vielen Jahren konnte sie sich im wahrsten Sinne des Wortes wirklich fallen lassen. Sie durfte die Kontrolle an das Männliche abgeben und einfach einmal Frau sein. Sie lag in meinem Schoß und genoss die Leichtigkeit, Geborgenheit und dass sie schwach sein durfte. Kontrolle wich der Weiblichkeit. In dem Moment durfte eine geballte Portion Heilung geschehen, denn ihr wurde mit einem Mal bewusst, wie sehr ihr Nähe und Geborgenheit fehlte. Das ursprünglich genannte Thema für die Quantenheilung war ein komplett anderes.

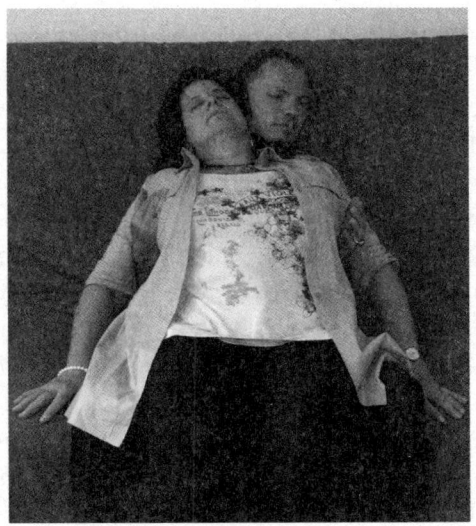

Sich vom Mann auffangen lassen

Ich hoffe, Sie erkennen, was das Wirkliche ausmacht. Es geht an sich überhaupt nicht um das Fallen. Das Fallen ist lediglich der Prozess, wenn das Körpersystem einmal herunterfährt, um sich zu reorganisieren und die Ur-Matrix wiederherzustellen. Wenn Sie das Umkippen jedoch zum Erlebnis machen, der Person mitteilen, sie möge nicht gleich wieder aufstehen, sondern nachspüren, was da gerade im Körper passiert, wird aus der eigentlichen Quantenheilung ein Quantenerlebnis.

Spüren Sie sich in Ihr Gegenüber ein. Der Körper spricht Bände, das Geheimnis liegt zwischen den Zeilen seiner Worte, und wenn Sie die Energie des anderen förmlich inhalieren, erfahren Sie, was es in der Tiefe zu heilen gibt. Das ist die Magie der Zwei-Punkt-Methode.

## Achtsamkeit dem Umfeld und der Umwelt gegenüber

Wenn wir achtsam mit uns selbst und dem anderen umgehen sollen, dann ist es nur zu verständlich, dies auch auf unser Umfeld und die Umwelt auszudehnen. Denn letztendlich ist Achtsamkeit eine Lebensphilosophie. Gehen Sie unachtsam mit Ihrer Umwelt um, dann können Sie nicht erwarten, dass Sie auf anderen Ebenen belohnt werden. Selbstverständlich gilt auch hier das Gesetz der Resonanz. Für mich stellte sich irgendwann diese Frage in Bezug auf das Thema »Ehrlichkeit«. Ich wünschte mir immer, dass andere offen und ehrlich zu mir sind. »Ich bin es doch auch, dann müssen es die anderen doch ebenfalls zu mir sein«, dachte ich bei mir. Doch war ich wirklich ehrlich auf allen Ebenen? Flunkerte ich nicht auch manchmal? Wie war es beispielsweise mit dem Finanzamt? Je tiefer ich in das Mysterium »Ehrlichkeit« hinabtauchte, desto mehr kleine Lücken ergaben sich. Natürlich fanden diese Dinge hauptsächlich auf der unbewussten Ebene statt, den berühmten 95%.

Als ich mir darüber bewusst wurde, fing ich an, noch einmal mehr mein Leben aufzuräumen. Denn in dem Verständnis, dass alles mit allem verbunden ist, bin ich in dem Moment, in dem ich nicht ehrlich anderen gegenüber bin, auch nicht ehrlich mir gegenüber. Allein aufgrund des Naturgesetzes der Verbundenheit treten so große Konsequenzen auf, dass ich sie damals überhaupt nicht überschauen konnte. Bin ich wütend auf jemanden anderen, so bin ich gleichzeitig wütend auf mich. Schade ich – bewusst oder unbewusst – der Umwelt, so schade ich auch mir. Halte ich auf der anderen Seite die Umwelt sauber oder schenke ich der Kassiererin ein Lächeln, so findet es, wenn auch häufig auf anderen Wegen, wieder zu mir zurück. In diesem Zusammenhang findet der Ausdruck »Geben ist seliger als Nehmen« eine völlig neue Bedeutung. Wenn ich viel gebe, erhalte ich viel zurück. Dazu muss ich allerdings auch in der Lage sein zu nehmen. Ich erinnere an das Beispiel mit dem Thema »Für sich sorgen«. Wie viele Menschen sind nicht in der Lage, Geschenke anzunehmen, weil sie es nie gelernt haben. Betrachten wir diesen Aspekt von der physikalischen Seite aus, nämlich dass Energie niemals verloren geht, so muss es für einen Gebenden immer auch einen Nehmenden geben. Sonst müsste die Energie des Gebens ja irgendwo verpuffen. T. Harv Eker, einer der erfolgreichsten Reichtumstrainer unserer Zeit, sagte mal so schön – frei übersetzt:»Für all diejenigen unter euch, die Schwierigkeiten mit dem Annehmen haben, stelle ich gern meine Kontonummer zur Verfügung.« Wer viel gibt, muss auch viel nehmen können – damit das Naturgesetz des Gleichgewichts auch bei denjenigen seine Wirkung zeigt.

Seien Sie also auch achtsam Ihrem Umfeld und der Umwelt gegenüber. Die Naturgesetze wirken immer und überall.


## Achtsamkeit im Jetzt

In vielen spirituellen Büchern und Lehren heißt es: *Lebe im Jetzt.* Doch was bedeutet das überhaupt? Für den Moment zu leben, jenseits von Vergangenheit und Zukunft, ist für die meisten Menschen eine sehr große Herausforderung. Ich gebe zu, dass es auch mir schwerfällt. Denn mein Verstand erinnert sich nur zu gern an Begebenheiten aus der Vergangenheit. Oder ich denke darüber nach, was ich gleich noch zu tun habe: E-Mails beantworten, telefonieren, Webinar[18] vorbereiten usw. Leben im Jetzt würde bedeuten, mich einzig und allein auf mein Schreiben zu konzentrieren, abzutauchen in die Welt voller Buchstaben. Die anstehenden Aufgaben bleiben erhalten, doch tun sie das auch, wenn ich nicht an sie denke.

Richard Bandler, einer der Begründer des Neurolinguistischen Programmierens – kurz NLP –, sagt immer wieder:»Das Schöne an der Vergangenheit ist, dass sie vergangen ist.« Letztendlich hat er Recht, denn diese lässt sich nicht mehr verändern. In ihr zu schwelgen bringt Sie nicht weiter.

---

18  Ein *Webinar* ist ein Seminar im Internet.

Ich kenne einige Menschen, vielfach ältere, deren Standardsatz lautet: »Damals war alles besser.« Es mag ja sein, dass diese Menschen es so empfinden, doch was bringt es? Nichts! Veränderungen kann ich nur im Hier und Jetzt vornehmen. Mich für Freude zu entscheiden, passiert jetzt.

Ich möchte Ihnen eine kurze Achtsamkeitsübung vorstellen:

### Das Jetzt wahrnehmen

Setzen Sie sich auf einen Stuhl, Sessel oder Ihr Sofa. Lassen Sie Ihre Augen durch den Raum schweifen, und nehmen Sie einfach wahr, was jetzt genau im Raum passiert. Je nachdem, was Sie gerade anschauen, schauen Sie es für genau diesen Moment an. Geht Ihr Blick weiter, lassen Sie das Alte zurück und schauen sich wiederum das an, was gerade da ist. Sollte Ihr Gedanke an dem alten Bild kleben bleiben, lösen Sie sich davon und lassen Sie Ihren Blick weiterschweifen. Selbst wenn Sie genau wissen, was als Nächstes kommen wird, bleiben Sie bei dem Bild, das Sie jetzt gerade betrachten. Üben Sie das immer wieder und Sie werden feststellen, wie Ihr Blick und Ihre Gedanken immer klarer werden. Weil die Ausrichtung auf eine einzige Sache gelenkt ist.

Diese kleine Aufgabe kann für Sie vielleicht schon eine große Herausforderung sein. Doch zeigt es genau das, worum es geht: Ihre Aufmerksamkeit ist auf das Jetzt gerichtet – auf genau das, was Sie in diesem Moment tun.

Ich kann mich leider nicht mehr an den Namen der amerikanischen Autorin erinnern, die zwischen Emotionen und Gefühlen unterschieden hat. Sie schrieb, dass *Emotionen* der Erinnerung entstammen würden, während *Gefühle* das seien, was Sie genau in diesem Moment wahrnehmen. Mir gefällt dieses Bild, denn emotionale Verletzungen, die Ihnen vermeintlich andere zufügen, sind fürwahr Emotionen. Denn das, was passiert, ist, dass Ihr Gegenüber etwas sagt oder tut, was Ihre Emotionen in Wallung bringt. Es sind Erinnerungen, nichts anderes. Das, was mit Ihnen gerade in Resonanz geht, sind Gefühle von damals: Emotionen. Sie nehmen etwas über Ihre fünf Sinne auf. Diese Informationen werden über Nervenbahnen an Ihr Gehirn weitergeleitet. Ihr Gehirn wiederum sucht jetzt innerhalb von Bruchteilen von Sekunden nach Verknüpfungen mit bekannten Situationen und findet die Erinnerungen an jene Ereignisse vor, die höchstwahrscheinlich in Ihrer Kindheit stattgefunden haben. Das ist es, was wehtut – eine Erinnerung, die mit Gefühlen verknüpft ist – eine Emotion. Somit sind Emotionen erinnerte Gefühle ohne Handlung und Gefühle selbst das, was Sie in jenem Moment tun.

Je mehr Sie also wirklich *fühlen*, je häufiger Sie Ihren Fokus auf das richten, was jetzt gerade ist, desto freier sind Sie. Denn das Jetzt ist veränderbar, gestaltbar. Vor allem leben Sie dadurch deutlich bewusster. Denken Sie daran, dass Sie lediglich zu 5% bewusst wahrnehmen. 95% Ihres Alltags leben Sie unbewusst. Ihr Unterbewusstsein lebt von all Ihren Erfahrungen und dem, was ich im dritten Kapitel als Ihre Welt bzw. Ihre Matrix beschrieben habe. Genau das ist der Grund, weswegen es so wichtig ist, Ihre Sie limitierenden Glaubenssätze und Überzeugungen zu verändern. Damit, wenn Sie schon den größten Teil des Tages unbewusst durch die Gegend laufen, sich das wenigstens gut anfühlt.

Wenn Sie also von den 5% einen Teil gedanklich in der Vergangenheit oder Zukunft verbringen, bleibt für wirkliches Bewusstsein nicht mehr viel Platz. Werden Sie aktiv und bewusst, indem Sie den aktuellen Moment in Ihrem Fokus haben. Der Moment des Quellbewusstseins ist übrigens der, in dem Sie im Jetzt sind. Je mehr Sie also in diesem Bewusstsein verweilen, desto mehr sind Sie in der Gegenwart. Probieren Sie es aus. Dehnen Sie das Quellbewusstsein so weit wie möglich aus. Es gibt nur Sie und den Moment. Nichts anderes findet Platz.

## Das Quellbewusstsein und der Augenblick

Nehmen Sie sich einen Augenblick Zeit für sich. Gehen Sie dann in das Quellbewusstsein. Tauchen Sie ganz darin ein. Lassen Sie es einfach geschehen. Dehnen Sie den Moment so lange aus, wie es Ihnen möglich ist, und nehmen Sie einfach nur wahr. Ihr Bewusstsein erweitert sich ganz automatisch. Ihre Sinne verstärken sich, als würde Ihr Bewusstsein einen Sprung machen – einen Quantensprung. Sie sind im Jetzt. Die Zeit wird relativ, denn sie scheint stillzustehen. Gehen Sie dann ganz bewusst einem kommenden Gedanken nach, und spüren Sie den Unterschied. Der Gedanke lenkt Sie vom Jetzt ab, Ihre fünf Sinne lassen nach.

Konnten Sie den Unterschied wahrnehmen? Was ich äußerst spannend finde, ist die Veränderung unserer Sinne. Als ich mir im letzten Jahr eine dreitägige Auszeit in einem Waldhotel gönnte, führte ich einen Test durch. Die Küche war sehr gut und ich hatte ja alle Zeit der Welt. Also konzentrierte ich mich beim Essen und Trinken auf jeden einzelnen Bissen. Es gab nur mich und das Essen bzw. den Wein. Was ich dabei erlebte, lässt sich am besten mit einer wahren Geschmacksexplosion vergleichen. Meine Geschmackswahrnehmung war mit einem Mal so intensiv, dass ich alles deutlich intensiver schmeckte – so intensiv wie noch niemals zuvor. Es war schier unglaublich, diesen Unterschied wahrzunehmen. Aus einem normalen Abendessen wurde auf einmal ein Drei-Sterne-Menü. Wow!

Probieren Sie es selbst einmal aus, und Sie werden Ihren eigenen Geschmackssinn kaum wiedererkennen. Dasselbe können Sie natürlich mit allen Sinnen machen. Fokussieren Sie sich auf lediglich einen Sinn, und es wird Ihnen vorkommen, als verdopple oder verdreifache sich die Sinnesaktivität.

Es gibt einen Ausschnitt aus einem verfilmten Comic, der das sehr gut versinnbildlicht. Im Film *Daredevil*[19] wird die Hauptperson, dargestellt von Ben Affleck, durch eine unschöne Situation blind. Der Moment, als das Sehorgan ausfällt und alle anderen Sinne sich schlagartig verstärken, ist einmalig dargestellt. Vor allem entwickelt Daredevil über die Schallwellen ein neues »Sehen«. Und wenn es regnet, kann er über das Auftreffen der Tropfen sein Umfeld ganz klar wahrnehmen.

Leben im Jetzt bedeutet, dass Sie Ihre Energie bündeln und sie nicht auf etwas verschwenden, worauf Sie nur wenig oder gar keinen Einfluss haben.

Je achtsamer Sie sind, desto bewusster sind Sie auch. Ihre Wahrnehmung erhöht sich deutlich. Sie sind somit in der Lage, aus den 5% Bewusstsein, mit denen Sie normalerweise durch den Alltag gehen, mehr werden zu lassen. Durch die erhöhte Wahrnehmung »sehen« Sie bei der Anwendung der Quantenheilung mehr als andere.

## Von den fünf Sinnen zu den inneren Sinnen

*»Mit unseren fünf Sinnen erahnen wir die Welt,*
*mit allen weiteren erkennen wir sie.«*

An anderer Stelle habe ich geschrieben, dass wir mit unseren fünf Sinnen in der Lage sind, über 40 Millionen Informationseinheiten pro Sekunde aufzunehmen. Unser Gehirn kann davon jedoch nur 50 Einheiten verarbeiten. Also gehen 99,999875% der Informationen verloren. Sie

---

19  *Daredevil,* Twentieth Century Fox 2003 (Es handelt sich um einen Actionfilm, freigegeben ab 16 Jahren.)

werden ausgefiltert. Schaue ich mir diese Zahl an, dann frage ich mich, ob wir wirklich zu 5% bewusst durch unseren Alltag laufen. Wahrscheinlich ist es nicht einmal 1%. Und dieses 1% ist eine reine Interpretation unseres Gehirns aus all den Erfahrungen, die das Gehirn abgespeichert hat. Das bedeutet, dass alles, was das Gehirn nicht zuordnen kann, sofort ausgefiltert wird. Frei nach dem Motto: Kenne ich nicht, brauche ich nicht. Demnach basiert unser Bewusstsein (aber natürlich auch das Unterbewusstsein) auf allem Wissen, das in unserer »Festplatte« Gehirn abgelegt ist.

In dem Film *What the bleep do we (k)now?*[20] behaupten die Wissenschaftler sogar, dass zu der Zeit, als Kolumbus Amerika entdeckt hat, die Ureinwohner die großen Schiffe am Horizont gar nicht hätten sehen können, weil es kein Referenzbild für solche Schiffe in ihrem Gehirn gegeben habe. Sie kannten nur ihre Einbäume. Sie hätten deshalb ein Flimmern oberhalb des Meeresspiegels gesehen, mehr nicht. Erst nachdem ihr Medizinmann sie auf das Flimmern hingewiesen habe und sie immer wieder hingeschaut hätten, habe sich das Gehirn irgendwann ein Bild aufgebaut.

Wenn also Ihr gesamtes Bewusstsein und Unterbewusstsein nur auf Ihrem Wissen aufbaut, Ihre Realität sich nur in Ihrem Kopf abspielt, woher wissen Sie dann, was wirklich wahr ist? Nirgendwo her, denn aufgrund dieses Phänomens gibt es keine Wahrheit. Jeder Mensch hat seine eigene Wahrheit.[21] Selbst die göttliche Wahrheit müsste, von einem Menschen gesprochen oder beschrieben, immer erst einmal durch seinen Kopf und wird somit wiederum nur zu seiner Wahrheit. Sie müssen sich damit abfinden, dass niemand die absolute Wahrheit sagen kann.

---

20  *What the bleep do we (k)now?*, Horizon 2006

21  Siehe das »Modell des Lebens« auf S. 75.

Und dennoch können Sie einen großen Schritt weitergehen, wenn Sie Ihren Verstand außen vor lassen und Ihrer Intuition bzw. den inneren Sinnen folgen. Was die Intuition ist, wissen Sie wahrscheinlich. Ich werde im Abschnitt »Herzintelligenz« ausführlicher darauf eingehen. Doch was sind überhaupt die inneren Sinne? Andere kennen sie als die Übersinne, der sechste oder siebte Sinn. Es sind die Sinne, über die Sie ebenfalls wahrnehmen, die jedoch nicht einfach so zu beschreiben sind. Die Intuition gehört im weitesten Sinne auch dazu, weil auch sie nicht zu beschreiben ist. Antoine de Saint Exupéry beschrieb es so bereits in seinem Zitat, dass man nur mit dem Herzen gut sehe, weil das Wesentliche für die Augen unsichtbar bleibe. Es ist eben ein ganz anderes Sehen.

Sicherlich kennen Sie die Situation nur zu gut, dass Sie irgendetwas wahrnehmen, doch es einfach nicht beschreiben können. »Ich hab's gewusst«, hören Sie sich sagen, ohne es erklären zu können. »Gerade habe ich an dich gedacht, und schon rufst du an.« Auch diesen Satz kennen Sie sicherlich gut. Oder Sie haben irgendwie das Gefühl, Ihrer Mutter, Tante, Freundin usw. gehe es nicht gut, sie rufen an und bekommen die Bestätigung. All das sind Ihre inneren Sinne. Sie nehmen innerlich etwas wahr, ohne es zuordnen zu können. Je mehr Sie also nach innen schauen und in sich hineinhorchen, desto mehr Kontakt finden Sie zu Ihren inneren Sinnen. Im nächsten Abschnitt stelle ich Ihnen 11 Übungen zur Verfügung, die Ihnen den Zugang hierzu erleichtern.

Nehmen Sie sich jetzt einmal ein paar Minuten Zeit und durchforsten Sie Ihr Leben. Wann hatten Sie schon einmal solche »paranormalen« Fähigkeiten? Eigentlich dürfte man sie so gar nicht bezeichnen, denn es sind ja lediglich die Momente, in denen Ihr Filtersystem einen Augenblick ausgesetzt hat und etwas mehr als die 0,000125% aller Informationen zu Ihnen durchgedrungen sind. Erinnern Sie sich an diese Momente. Was war es? Erinnern Sie sich auch an Ihre frühe Kindheit. Konnten Sie da Stimmen hören, die andere nicht hören konnten? Haben Sie Sachen gesehen oder gefühlt, die den Erwachsenen verborgen blieben? Wahrscheinlich ist es so, auch wenn Sie sich nicht mehr daran erinnern können. Fragen Sie Ihre Eltern, soweit machbar. Seien Sie wie immer neugierig auf sich.

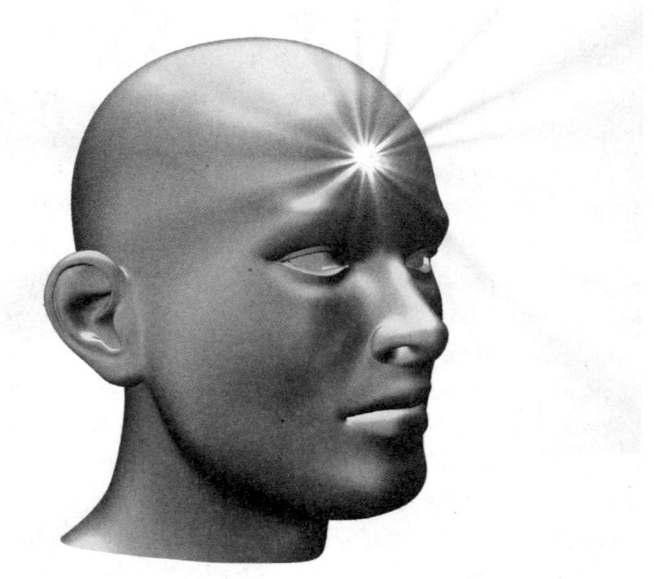

Das Stirnchakra

Einen Aspekt möchte ich hier noch mit anführen, weil er für immer mehr Aufmerksamkeit sorgt. Und zwar geht es dabei um die sogenannte Zirbeldrüse, von der René Descartes, der Begründer des Rationalismus, schon im späten siebzehnten Jahrhundert sagte, dass es sich um eine kleine Drüse im Gehirn handle, in der unsere Seele ihre Funktion spezieller ausübe als in jedem anderen Teil des Körpers.[22] Die spirituellen Menschen unter uns würden diesen Platz jetzt als unser drittes Auge

22   Vgl. Wikipedia, Artikel »Zirbeldrüse«

oder das Stirnchakra[23] bezeichnen. Es liegt oberhalb der Nasenwurzel, etwas höher als die Augenbrauen. Über dieses Energiezentrum erhalten wir ein gesondertes Sehen. Man könnte es auch als Hellsehen bezeichnen. Daher gehört es mit in den Bereich der inneren Sinne. Die Zirbeldrüse ist aufgrund der Trennung unserer ganzheitlichen Sichtweise und Zunahme der rein verstandesorientierten Gesinnung in den letzten vierhundert Jahren deutlich verkümmert. Das ist nur zu verständlich, weil sie nicht mehr genutzt wird. Viele spirituelle Menschen trainieren ihr drittes Auge beispielsweise über Meditation. Für das Trainieren der Zirbeldrüse finden Sie im nächsten Abschnitt zwei Übungen.

## Die inneren Sinne erfahren

*»Wissen wird im Moment des Handelns zur Weisheit.«*

Ich möchte Ihnen an dieser Stelle verschiedene Übungen zur Verfügung stellen, wie Sie Ihre inneren Sinne erfahren und schulen können. Da wir diese lange nicht genutzt haben, gilt es, sie wieder zu schulen und sich an diese große Kraft zu erinnern. Als Sie noch ein Baby waren bzw. ein kleines Kind, waren Sie noch verbunden mit Ihren inneren Sinnen. Sie hatten noch ganz selbstverständlich den Zugang zum Quellbewusstsein, weil es ja in Ihrem kleinen Gehirn noch nicht so viel gab. Der Kopf war im wahrsten Sinne des Wortes noch »frei« für das, was die Erwachsenen Wunder nennen. Kinder unterhalten sich mit Engeln und anderen Geistwesen oder mit Verstorbenen. Für sie ist es überhaupt nicht schlimm, wenn die Oma oder der Opa sterben. Sie kennen im Regelfall noch

---

23  Das Stirnchakra, oder auch sechstes Chakra genannt, ist laut hinduistischer Tradition eines von mehreren Energiezentren im Körper. Es steht für Intuition, Wahrnehmung und Erkenntnis.

nicht das vermeintlich schlimme Gefühl des Verlassenwerdens oder die Angst vor dem Tod. Sie sind noch hellsichtig, hellfühlig oder hellhörig. Jetzt ist es an der Zeit, dass auch Sie sich wieder erinnern und Ihre inneren Sinne ins Leben holen.

Hier nun ein paar einfache Übungen, die Ihre inneren Sinne schulen:

### Verdichten von Energie

Reiben Sie Ihre Hände aneinander, bis sie warm werden und vielleicht auch ein wenig kribbeln. Führen Sie dann die Hände ungefähr 20 bis 30 Zentimeter auseinander, die Handflächen zueinander gerichtet. Ganz langsam versuchen Sie nun, die Handflächen zusammenzudrücken. Spüren Sie dabei den Druck, der sich zwischen Ihren Handflächen aufbaut. Sie bauen gerade ein Energiefeld auf, das sich mit dem Zusammendrücken verdichtet. Spüren Sie ganz genau die Energie. Es gibt Menschen, die in der Lage sind, die Energie so weit zu verdichten, dass sie sich entlädt und kleine Energieblitze zu sehen sind.

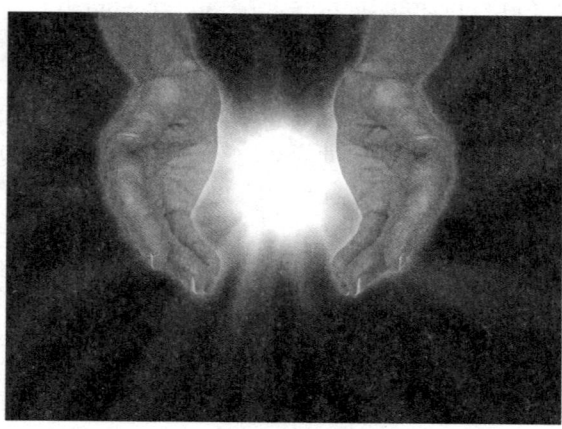

Die Energie fühlen

### Spielen mit dem Energieball

Wiederholen Sie die Übung und formen Sie daraus einen Ball, einen Energieball. Üben Sie so lange, bis Sie diesen Ball wahrnehmen können. Spielen Sie mit ihm, indem Sie ihn mit den Händen größer und kleiner machen. Bringen Sie Ihre Handflächen zusammen bzw. ziehen Sie sie auseinander. Nehmen Sie dabei wahr, wie sich die Dichte des Energieballs verändert.

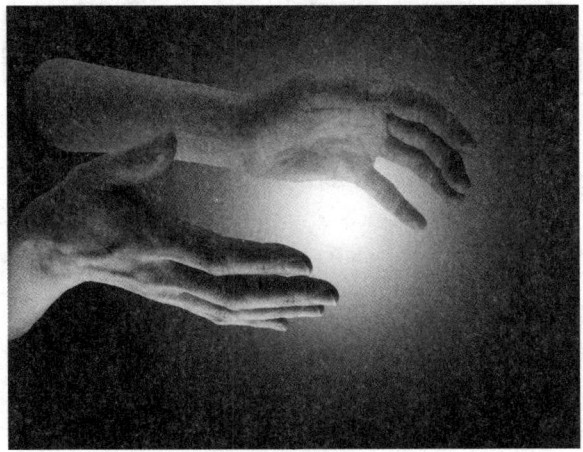

Spielen mit der Energie

### Der Stempelabdruck

Diese Übung geht am einfachsten in der Gruppe. Setzen Sie sich nebeneinander oder im Kreis auf Stühle. Unterhalten Sie sich eine Weile über irgendetwas. Halten Sie dann inne, schließen Sie Ihre Augen, und spüren Sie in sich hinein. Nehmen Sie sich selbst ganz wahr. Öffnen Sie wieder Ihre Augen, stehen Sie auf, und wechseln Sie die Plätze. Nehmen Sie auf dem neuen Stuhl Platz und erfühlen Sie ihn. Was nehmen Sie auf dem Platz wahr? Wie fühlt sich die Energie desjenigen an, der gerade noch dort gesessen hat?

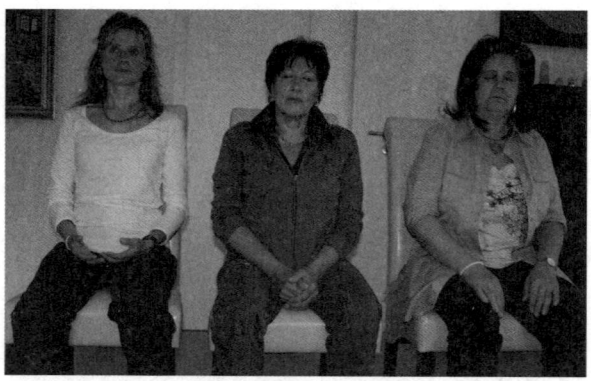

Fühlen der Energie des ehemaligen Stuhlinhabers

## Unregelmäßigkeiten im Feld erspüren

Suchen Sie sich auch für diese Übung einen Partner. Dieser stellt sich seitlich zu Ihnen hin. Tasten Sie jetzt ganz behutsam sein Energiefeld ab[24] – ganz vorsichtig und sanft. Ihre Hände sind am Anfang etwa 20 Zentimeter vom Körper des anderen entfernt. Erspüren Sie nun das Feld. Mal wird es näher am Körper liegen, mal weiter weg. Auch werden Sie feststellen, dass es Unregelmäßigkeiten gibt. Spüren Sie die unterschiedliche Energie.

Wiederholen Sie die Übung. Doch zuvor geht die Person, deren Energiefeld Sie ertasten wollen, mit ihrer Aufmerksamkeit in ihr Herz – so stark, dass sie ihre Herzensenergie wahrnehmen und diese dann ausweiten kann. Dafür stellt sie sich vor, wie die Energie stärker wird, bald das gesamte Herz einnimmt, noch größer wird und überfließt – bis die Herzensenergie den gesamten Körper einnimmt. Wenn sie soweit ist, nickt sie nur kurz. Dann ertasten Sie erneut das Energiefeld. Sie werden einen deutlichen Unterschied feststellen.

---

24   Viele bezeichnen dieses Feld auch als Aura. Die Wissenschaft nennt es das Quantenhologramm.

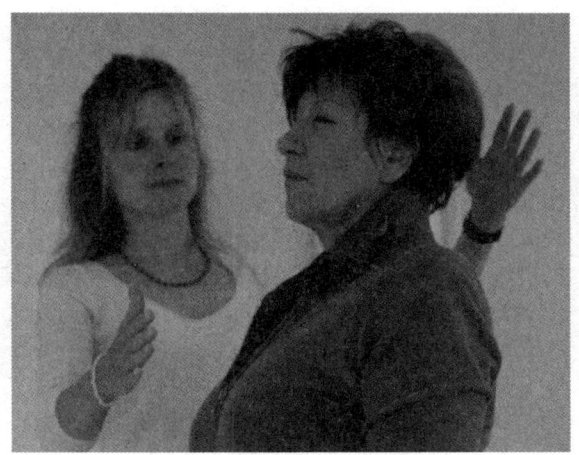

Unregelmäßigkeiten erfühlen

### Die Intimsphäre

Suchen Sie sich für diese Übung einen Partner. Stellen Sie sich in etwa fünf Meter Entfernung einander zugewandt gegenüber. Einer von Ihnen schließt die Augen. Der andere geht jetzt ganz langsam auf den Ersteren zu. In dem Moment, wo Person Eins ein unangenehmes Gefühl bekommt, sagt sie »Stopp!« und öffnet kurze Zeit später ihre Augen. Die Entfernung, die Sie sich jetzt gegenüber stehen, kennzeichnet den Radius Ihrer Intimsphäre.

Probieren Sie diese Übung einmal mit einer Ihnen sehr vertrauten Person und einmal mit einer eher fremden Person aus. Sie werden vermutlich einen Unterschied in der Distanz feststellen.

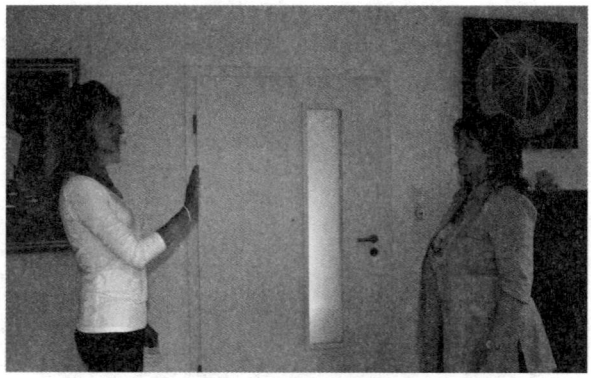

Die eigene Intimsphäre erfühlen

## Sich beobachtet fühlen

Für diese Übung benötigen Sie zwei Gruppen von Personen. Stellen Sie der Größe der ersten Gruppe entsprechend nebeneinander Stühle vor eine Wand. Dann setzt sich jede Person aus der ersten Gruppe auf einen der Stühle, zur Wand schauend. Die zweite Gruppe stellt sich circa drei Meter hinter der ersten Gruppe auf und einigt sich, ohne miteinander zu sprechen, darauf, auf welche Person der ersten Gruppe sie sich gemeinsam konzentrieren wollen. Das tun sie dann eine Minute lang. Danach erfragen sie von Gruppe Eins, auf welche Person sich Gruppe Zwei konzentriert habe. Wiederholen Sie die Übung mit unterschiedlichen Person. Im Normalfall spüren wir, wenn wir beobachtet werden.

## Unordnung und Ordnung im Körper wahrnehmen

Für diese Übung brauchen Sie wiederum einen Partner, und zwar einen, der Schmerzen hat, egal wo. Dieser stellt, setzt oder legt sich hin, und zwar so, dass die schmerzende Stelle zu ertasten ist. Fahren Sie jetzt mit einer Hand in ca. zehn Zentimeter Abstand über eine gesunde Stelle Ihres Partners. Fühlen Sie sich genau ein. Dann legen

Sie Ihre andere Hand über die schmerzende Stelle. Nehmen Sie die Unordnung der Energie an dieser Stelle wahr. Sie werden einen deutlichen Unterschied zwischen beiden Stellen wahrnehmen.

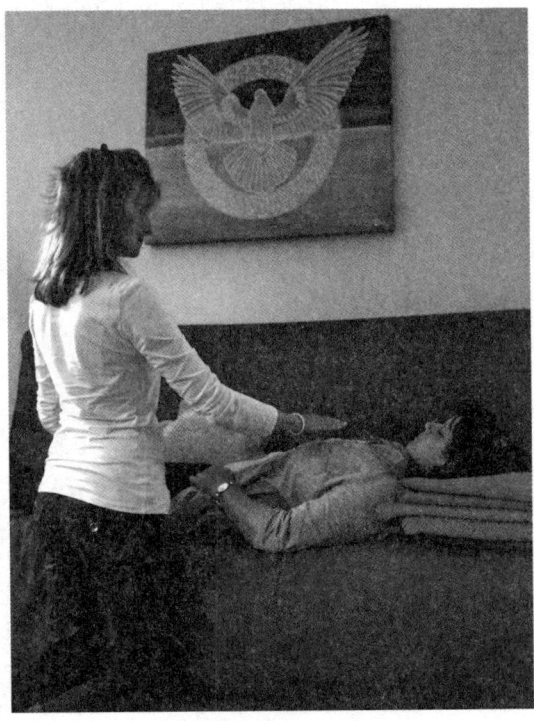

Schmerzen erfühlen

### Hellfühlig sein

Bevor Sie das nächste Mal Ihre Freundin oder Ihren Freund anrufen, mit dem sie schon einige Zeit keinen Kontakt mehr hatten (mindestens eine Woche lang, besser deutlich länger), konzentrieren Sie sich auf sie oder ihn. Fällt Ihnen das schwer, so nehmen Sie sich – wenn vorhanden – ein Foto zur Hilfe. Konzentrieren Sie sich so stark, wie es Ihnen möglich ist, auf diese Person. Gehen Sie in Kontakt, so wie Sie es in der Übung »Kontaktaufnahme« mit Ihrem Thema täten. Fühlen Sie sich in die Person ein und nehmen Sie wahr, wie ihr oder sein Gemütszustand gerade ist. Sie können ihr zusätzlich auch innerlich die Frage stellen: »Wie fühlst du dich gerade?« Nehmen Sie einfach wahr, was kommt. Es kann sein, dass Sie ein Bild bekommen, Worte hören oder fühlen können, was die Person gerade fühlt. Lassen Sie zu, was gerade kommen mag. Dann rufen Sie an, und Sie dürfen gespannt darauf sein, ob Sie richtig lagen. Je häufiger Sie das tun, desto eher können Sie auf »auf Empfang« mit der anderen Person gehen.

### Sich eintunen

Die Übung funktioniert am besten mit vier Personen, klappt jedoch auch zu zweit. Setzen Sie sich zu zweit einander gegenüber, bei vier Personen über Kreuz. Person A konzentriert sich nun eine Minute auf einen Wunsch oder einen Traum, jedoch ohne ihn vorher oder währenddessen auszusprechen. In dieser Minute konzentriert sich Person B – und bei vier Personen auch Person C und Person D – auf Person A. Es kann sein, dass diese dabei Bilder sehen, Worte empfangen oder etwas fühlen. Am einfachsten ist es, wenn alle die Augen schließen. Entweder stellen Sie sich dann einen Wecker oder Person A sagt nach der gefühlten Minute: »Stopp!« Im Anschluss teilen B, C und D mit, was sie wahrgenommen haben. Erst dann erzählt A, worauf sie sich konzentriert hat. Sie werden erstaunt sein, wie viel A mit den Erzählungen der anderen anfangen kann – selbst wenn B, C und D mit ihren Wahrnehmungen vielleicht für sich selbst überhaupt nichts verbinden können. Dadurch, dass sie in Resonanz miteinander sind, stehen sie auf Empfang.

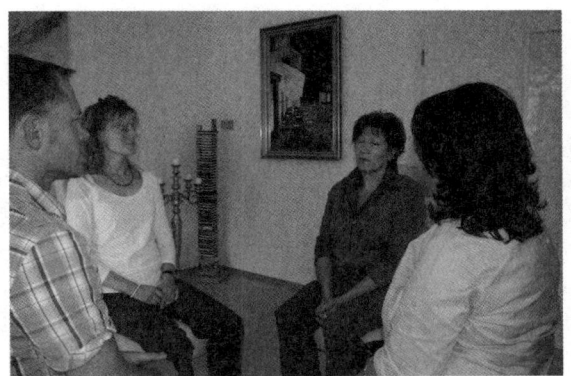
In Kontakt mit dem Wunsch des anderen

## Trainieren des dritten Auges

Schließen Sie Ihre Augen, und machen Sie es sich bequem. Konzentrieren Sie sich ausschließlich auf Ihren Atem. Spüren Sie, wie er kommt und wieder geht. Nehmen Sie wahr, wie Sie sich mit jedem Atemzug mehr und mehr entspannen können. Sie werden ruhiger und ruhiger. Sollte sich ein Gedanke einschleichen, so lassen Sie ihn ziehen – so, wie Wolken am Himmel vorüberziehen. Wenn Sie sich entspannt genug fühlen, richten Sie Ihre Konzentration auf Ihr drittes Auge, das Stirnchakra. Nehmen Sie es ganz wahr. Widmen Sie sich jetzt einem Problem oder einer Frage, auf die Sie bisher keine Antwort gefunden haben. Seien Sie dabei ganz auf Ihr drittes Auge fokussiert und stellen Sie sich vor, wie über diesen Punkt die Antwort kommt. Wie auch immer diese jetzt aussehen mag: Sie müssen sie nicht gleich verstehen. Warten Sie einfach ab, was kommt. Gehen Sie dann mit Ihrer Aufmerksamkeit wieder zu Ihrem Atem zurück, und kommen Sie mit diesem in Ihr Tagesbewusstsein zurück. Öffnen Sie die Augen, und notieren Sie sich Ihre Antwort.

### Aktivieren der Zirbeldrüse

Nutzen Sie die Quantenheilung, um die verkümmerte Drüse zu neuem Leben zu erwecken. Stellen Sie sich dazu vor Ihr Bett oder einen Stuhl, damit Sie im Fall eines Falles weich fallen. Legen Sie dann eine Hand oder einen Finger auf Ihr drittes Auge. Die andere Hand findet im Energiefeld intuitiv den Punkt, an dem sich beide synchronisieren. Im Moment der Synchronisation denken Sie kurz »aktiviert«. Das war es schon. Führen Sie die Übung noch ein paar Mal durch, bis Sie keine Resonanz mehr zwischen Ihren Händen verspüren. Den Rest übernehmen Ihre Selbstheilungskräfte.

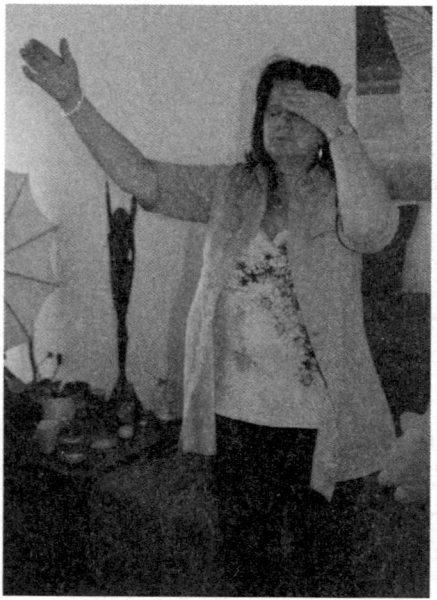

»Aktiviert!«

Das alles sind einfache Übungen, um langsam wieder in Kontakt mit den eigenen inneren Sinnen zu kommen. Wiederholen Sie die Übungen häufiger, damit die Erinnerungen mehr und mehr wiederkommen. Wenn Sie dann das nächste Mal mit einer Person Quantenheilung durchführen, »tunen« Sie sich so auf die Person ein, wie in der oben angeführten Übung. Dadurch, dass Ihnen die Person das zu behandelnde Thema mitteilt, sind Sie bereits konkret in Resonanz damit. Lassen Sie dann Ihren inneren Sinnen freien Lauf. Sie werden feststellen, dass Sie mit der Zeit immer bessere Resultate erreichen.

Ein Beispiel von meiner Seite: Vor einigen Wochen arbeitete ich mit einem elfjährigen Jungen. Er hatte eine Lese- und Schreibschwäche. Ich ließ mich ganz auf ihn ein, hatte keine Ahnung, was ich tun sollte. Ich wendete die Quantenheilung an und im Moment des Quellbewusstseins kam mir auf einmal ein Bild, was meine Aufgabe war. Ich konzentrierte mich auf sein Gehirnareal und verknüpfte gedanklich seine neuronalen Netzwerke neu. Nach etwa einer Minute wusste ich, dass die Fehlfunktion behoben war. Es war einfach klar. Ich gab ihm ein Kinderbuch in die Hand und bat ihn, mir daraus vorzulesen. Er las zügig und einwandfrei vor. Das war's schon. Auch heute noch liest er fehlerfrei und schnell.

Genau darum geht es: sich auf seine inneren Sinne zu verlassen. Einerseits der Intuition zu folgen, in meinem Fall dem Bild, und andererseits Dinge zuzulassen, die für den Verstand nicht nachvollziehbar sind. Oder glaubt etwa Ihr Verstand, dass ich gedanklich bei jemand anderem die Nervenbahnen verändern könne? Ich denke nicht. Doch es funktioniert, einwandfrei. Für diesen Augenblick darf Ihr innerer Kritiker Pause machen.

In dem Film *Im Einklang mit der göttlichen Matrix*[25] zeigt der renommierte Wissenschaftler Gregg Braden ein Video, wie in China drei Menschen allein dadurch, dass sie gemeinsam ein Heilmantra singen, innerhalb von drei Minuten eine Person von einem Tumor befreien. Die Mediziner beobachten dabei anhand des Ultraschalls, wie der Tumor verschwindet. Je mehr wir unseren inneren Sinnen trauen, desto größer ist der Heilungserfolg.

25  Vgl. Braden, G.: *Im Einklang mit der göttlichen Matrix*. DVD. Koha 2009

# Herzintelligenz

*»Unser Herz ist das Tor zur Weisheit.«*

Das HeartMath Institute in Kalifornien habe ich bereits im zweiten Kapitel erwähnt. Dort wurde herausgefunden, dass nicht nur unser Gehirn über Hirnzellen verfügt. Auch unser Bauch und unser Herz haben diese denkenden Zellen. Das Herz verfügt über etwa 40000 dieser Nervenzellen. Weiterhin fand das Institut mittels verschiedener Studien heraus, dass wir über unser Herz mit dem allumfassenden Feld verbunden sind. Dieses Feld wird in der Wissenschaft zwar unterschiedlich bezeichnet, so z.B. als einheitliches Feld, Nullpunktfeld (nach Lynne McTaggart), Morphogenetisches Feld (nach Rupert Sheldrake) oder als Kollektives Unbewusstes (nach Carl Gustav Jung), doch beschreibt es letztendlich immer das Gleiche. Es ist das Feld, das alles miteinander verbindet. Max Planck, der Vater der Quantenphysik, identifizierte dieses Feld bereits 1944. Er hat es als die »Matrix« bezeichnet. Sie kennen es auch als das reine Bewusstsein oder – wie ich es bezeichne – als das Quellbewusstsein. Wenn es so ist, dass unser Herz mit diesem Feld verbunden ist, dann sind wir über das Herz mit allem Wissen verbunden, das es jemals gegeben hat. Das ist revolutionär, denn es würde bedeuten, dass unser Herz über das Feld über ein millionenfach größeres Wissen verfügen würde als unser Verstand. Unser Verstand ist ja lediglich in der Lage, auf das Wissen zurückzugreifen, das er sich in den Jahren seines Bestehens mittels Erfahrungen angeeignet hat. Mithilfe dieser Erkenntnisse ist es gut nachvollziehbar, weshalb alle intuitiven Entscheidungen richtig sind. Sie sind durch das allumfassende Wissen ganzheitlich. Verstandesentscheidungen sind begrenzt und von Ihrer Matrix gefiltert. Hinter vorgehaltener Hand erzählen sogar Börsenmakler, dass sie bei ihren Entscheidungen der Intuition folgen. Ihre analytischen Erklärungen werden erst im Nachhinein vom Verstand gebildet.

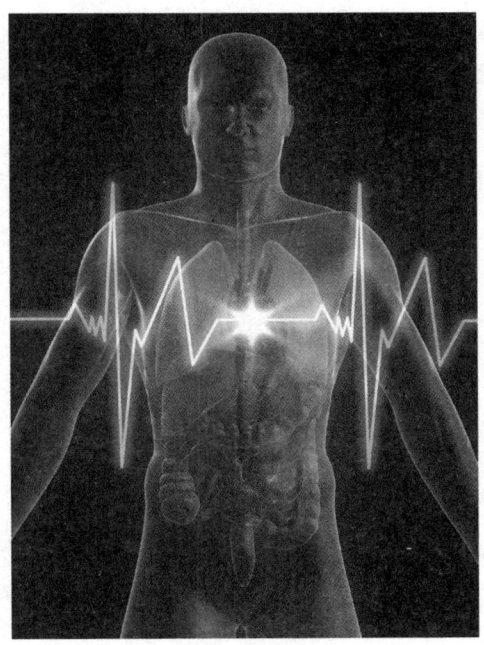

Herzintelligenz

Woher wissen Sie jetzt, ob Sie intuitiv oder verstandesorientiert entscheiden? Vor vielen Jahren suchte ich das ganze Internet ab, um ein Seminar zu finden, welches die Intuition schult. Ich fand lediglich eines. Heute gibt es viele solcher Veranstaltungen. Doch bedarf es keines Seminars, um die Intuition zu trainieren. Sie entscheiden ganz häufig intuitiv, ohne es zu wissen. Es gibt einen guten Indikator, wie Sie zwischen Herz- und Verstand-Entscheidungen unterscheiden können. Die Intuition ist schneller als der Verstand. Die Antwort der Intuition ist im Bruchteil einer Sekunde da, während das Gehirn erst einmal »forschen« muss, welcher Aspekt der beste ist. Achten Sie also darauf, wie schnell die Antwort da ist. Oftmals lässt sie sich nicht erklären, weil Ihnen das erforderliche Wissen hierzu fehlt. Es kann auch sein, dass sie sich nicht immer gut anfühlt, weil sie nicht an Ihre Komfortzone gekoppelt ist. Hier erinnere ich noch einmal daran, zwischen Bauchgefühl und Intuition zu unterscheiden.[26] Üben Sie, der Herzintelligenz zu folgen. Immer und immer wieder – irgendwann geht es Ihnen in Fleisch und Blut über, und Ihre intuitiven Handlungen gehören zum Alltag.

## Das Quellbewusstsein erfahren

*»Das Nichts ist alles. Alles ist nichts.«*

Wahrscheinlich waren Sie bereits Hunderte von Malen im Quellbewusstsein, der Lücke zwischen Ihren Gedanken, dem Nichts. Das ist der Ort, wofür viele Menschen viele Jahre lang meditieren, um ihn zu erfahren. Die absolute Stille, die völlige Verbundenheit, das Einheitsbewusstsein. Man könnte ihn als die höchste Quelle bezeichnen, wenn es denn einen Grund gäbe, ihn zu bewerten. Als ich diesen Ort das erste Mal »entdeckte«, war es einfach nur schön. Vor allem, weil es so leicht war. Es gab nichts zu erreichen, nichts zu tun. Vielleicht mag das für einige Menschen völlig normal sein, doch sind die meisten in allen Lebensbereichen darauf ausgerichtet, etwas erreichen zu wollen. Das ist im Beruflichen auch gut und wichtig, doch gerade in der Persönlichkeitsarbeit und in der Spiritualität kontraproduktiv. Das ist zumindest meine Erfahrung.

Ich saß also da und horchte in mich hinein. Zuerst waren da die ganzen Gedanken und mein Muster des Wollens. Doch irgendwann wurde es still. Das war der Moment, in dem ich mich zum ersten Mal in meiner Ganzheit, in meinem vollen Potenzial wahrnahm. Und das, obwohl da nichts war, einfach nur eine Weile absoluten Seins. Trotz des Nichts

---

26   Siehe S. 42.

fühlte ich mich in diesem Moment verbunden mit allem. Ich spürte die Einheit, von der so viel gesprochen wird. Das Nichts wurde in diesem Augenblick zu allem. Es ist das Größte, was Sie erreichen können – und das, indem Sie nichts tun.

Für diesen Moment brauchte ich so viele Jahre. Ich musste erst mit dem Meditieren aufhören und die Welt des Quantenbewusstseins kennenlernen, um diesen so wundervollen Moment erleben zu können. Sie können dieses Erlebnis heute deutlich schneller erreichen – mit dem Quellbewusstsein.

### Sich selbst erfahren im Quellbewusstsein

Suchen Sie sich einen bequemen Ort, an dem Sie die nächsten 15 Minuten ungestört sind. Lassen sie, wenn möglich, die Augen offen. Sorgen Sie dafür, dass Sie ruhig und entspannt sind. Gehen Sie dann in das Quellbewusstsein – mit der Absicht, sich selbst zu erfahren. Denken Sie kurz: »Ich erfahre mich.« Finden Sie die Lücke zwischen Ihren Gedanken. Dehnen Sie die Lücke so weit aus, wie es Ihnen möglich ist. Kommt dennoch ein Gedanke, so schenken Sie ihm keine Beachtung, und bleiben weiterhin in der Leere. Erfahren Sie sich in Ihrer ureigenen Energie, Ihrer wahren Größe, Ihrer vollen Kraft und Macht. Üben Sie so lange, bis Sie es schaffen, 15 Minuten in dieser Energie zu verweilen – und das, obwohl es nichts zu erreichen gibt.

Das war schon alles. So einfach ist es. Es ist nicht kompliziert, sondern ganz leicht.

Nachdem Sie diese Übung leicht durchführen konnten, gehen Sie jetzt einen Schritt weiter.

## Die fünf Sinne neu erleben

Gehen Sie hinaus in die Natur, und suchen Sie sich dort einen gemütlichen Platz. Tauchen Sie dann wieder ein in das Quellbewusstsein. Wenn Sie sich wieder in Gänze erfahren, stehen Sie in diesem Zustand auf, und gehen Sie durch die Natur. Bleiben Sie so lange im Zustand des Quellbewusstseins, wie es Ihnen möglich ist, und gehen Sie spazieren. Betrachten Sie dabei einfach die Natur. Finden Sie nach etwa zehn Minuten wieder einen gemütlichen Platz für sich.

Stellen Sie sich dann folgende Fragen:

- Wie erging es mir in dieser Zeit?
- Was habe ich erlebt?
- Was hat sich verändert?
- Was konnte ich wahrnehmen, obwohl da nichts war?
- Wie haben sich meine Sinne verändert?
- Hat sich mein Sehen verändert, mein Hören, Fühlen, Riechen oder Schmecken?

Die Erfahrungen meiner Seminarteilnehmer sind ganz unterschiedlicher Natur. Einige hatten ein viel klareres Sehen. Die Farben waren viel heller und leuchtender. Auch die anderen Sinne waren deutlich intensiver, detailreicher. Das ist alles nur zu verständlich, weil sie über das Quellbewusstsein ihre Sinne zuvor deutlich erweitert hatten. Meine Frau nimmt das Pulsieren der Energie wahr, sie kann es förmlich sehen. Auch glitzern bei ihr die Farben. Bei mir weitet sich der Raum so, als wäre er unendlich. Im Bewusstsein mit der Quelle, mit dem Feld, in dem alles miteinander verbunden ist, ist alles möglich. Probieren Sie es aus. Und üben Sie es, immer und immer wieder. Irgendwann kommen Sie an den Punkt, an dem es für Sie völlig selbstverständlich ist, so den Alltag zu erleben.

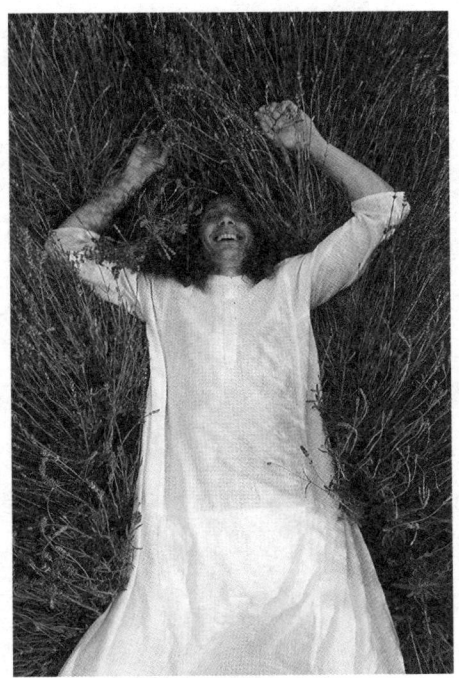

Die Welt neu wahrnehmen

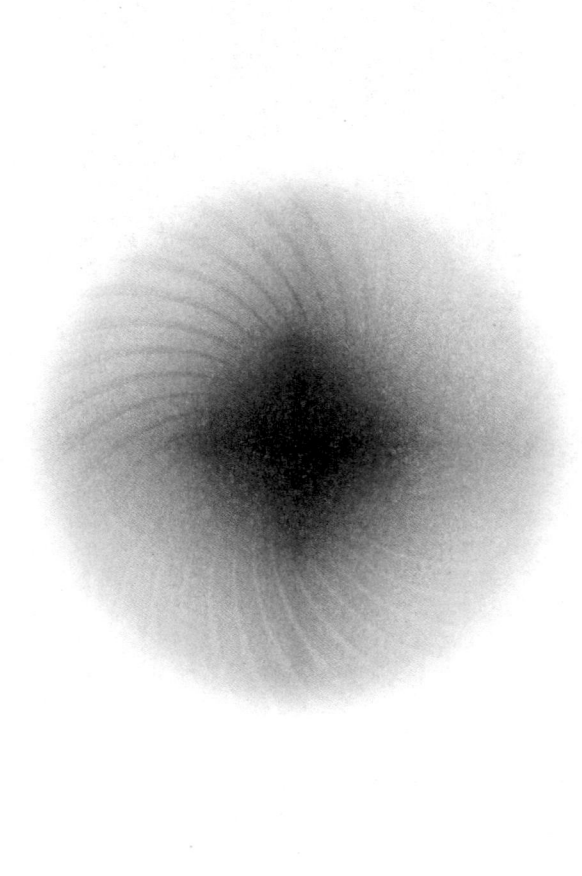

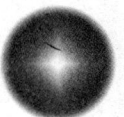

# Bewusst sein

*»In dem Moment, in dem du dir deiner
selbst bewusst wirst, bist du frei.«*

Die wichtigste Aufgabe während des Bewusstwerdungsprozesses ist die,
sich seiner selbst völlig bewusst zu sein. Das Bewusstsein wird zum bewussten Sein. Doch ist natürlich der erste Schritt, sich immer bewusster
zu werden, damit Sie nicht länger von Ihrem Unterbewusstsein gesteuert
werden. Aus diesem Grund habe ich Ihnen im letzten Kapitel die Acht-
samkeitsaspekte vorgestellt. Je mehr Sie sich selbst erforschen und je
mehr Sie in sich hineinhorchen, desto mehr sind Sie in der Lage, auf
bestimmte Situationen bewusst zu reagieren. Sie nehmen das Steuer auf
dem Weg in ein erfülltes Leben selbst in die Hand.

In meinem Buch *Quantum Energy – Das Geheimnis außergewöhnlicher
Veränderungen und Heilungen* habe ich dem Leser eine Liste an Aufgaben gegeben, um sich selbst immer näher zu kommen. Ich möchte Ihnen
diese Liste ebenfalls zur Verfügung stellen, weil sie eine gute Anleitung
auf dem Weg vom unbewussten zum bewussten und erfüllten Menschen
darstellt. Ich habe sie hier noch ein wenig ergänzt:

1. Fangen Sie an, sich immer mehr mit sich selbst zu beschäftigen.
2. Erforschen Sie sich und Ihr Inneres.
3. Kehren Sie den Blick von außen nach innen. Hören, sehen und fühlen Sie in sich hinein.
4. Finden Sie heraus, warum Sie so sind, wie Sie sind.
5. Reflektieren Sie sich und Ihr Verhalten.
6. Nehmen Sie wahr, wie Sie in gewissen Situationen reagieren und warum.
7. Erkennen Sie, was Ihre Themen Ihnen mitteilen möchten. Nehmen Sie Kontakt auf.
8. Handeln Sie diesen Hinweisen entsprechend.
9. Spüren Sie in sich hinein, und fragen Sie sich, was Ihre Sehnsüchte, Wünsche und Träume sind. Holen Sie diese in Ihr Leben.
10. Finden Sie Ihre Bestimmung, Ihre Gabe, Ihr größtes Talent.
11. Folgen Sie Ihrer Passion und Ihrer Vision.
12. Beginnen Sie, sich immer mehr so anzunehmen, wie Sie sind.
13. Seien Sie ehrlich sich selbst und Ihren Gefühlen gegenüber.
14. Beginnen Sie die große Liebe Ihres Lebens – Ihre Selbstliebe.
15. Gehen Sie in die Stille, meditieren Sie, gehen Sie in die Natur usw.
16. Lernen Sie, sich von der Vergangenheit zu lösen und sich auf das Hier und Jetzt zu konzentrieren. Im jetzigen Moment können Sie Veränderungen vornehmen, die sich auf Ihre Zukunft auswirken.
17. Werden Sie zum aktiven Architekt Ihrer Wirklichkeit. Gestalten Sie Ihr Leben so, wie Sie es wollen.
18. Übernehmen Sie Verantwortung für sich und Ihr Leben.
19. Lernen Sie, auf Ihre Intuition – Ihre innere Stimme – zu hören.
20. Handeln Sie Ihrer Intuition entsprechend.

»Das soll ich alles tun?«, höre ich Sie gerade fragen. Ja, genau das. Natürlich nicht in den nächsten vier Wochen. Diese Liste ist eine Anleitung für Ihr Leben. Je mehr Sie sich darauf einlassen, desto mehr werden Sie frohlocken und Glück auf allen Ebenen erfahren.

Was bedeutet jetzt das bewusste Sein? Es ist letztendlich genau das Gegenteil von dem, was ich gerade beschrieben habe. Im bewussten Sein gibt es kein aktives Tun. Hier gilt es, dem Fluss des Lebens zu folgen. So, wie der Fluss einfach dahingleitet, um einen Stein herumfließt, mal schneller, mal langsamer, mal ganz seicht und sanft, dann wiederum Stromschnellen erzeugend; ganz wie sein Weg es zulässt.

Im letzten Kapitel haben Sie die Übung »Sich im Quellbewusstsein erfahren« kennengelernt. Das ist der Moment des Seins. Im Bewusstsein mit der Quelle, mit dem Feld, in dem alles miteinander verbunden ist, ist alles möglich. Im Sein zu sein bedeutet alles zu lassen. Hier wird die so wichtige Aussage »Es gibt nichts zu erreichen« zur Essenzerfahrung.

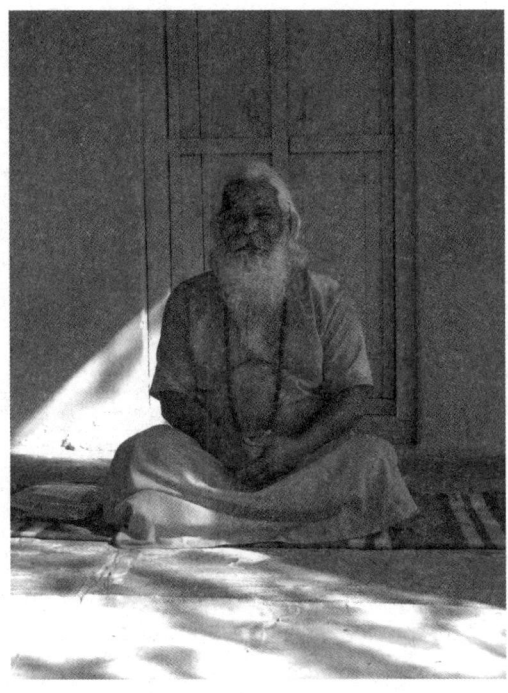

Er lebt das bewusste Sein.

Ich dachte mein Leben lang, ich müsste etwas tun, um wer zu sein. Heute genieße ich genau das Gegenteil. Und das Wunderbare ist, dass der Erfolg, die Liebe und alles andere, was ich jahrzehntelang angestrebt habe, dennoch vorhanden sind – und mehr werden.

Bewusst sein bedeutet natürlich auch, im Jetzt zu sein. So wie Sie es im Abschnitt »Achtsamkeit im Jetzt« auf S. 131 erfahren haben. Denn »Sein« kann nur im Jetzt stattfinden, weder in der Vergangenheit noch in der Zukunft. Sie sehen, die Aspekte dieses Buches bilden allesamt eine Einheit, die Ihnen den Bewusstwerdungsprozess deutlich erleichtert.

## Quellbewusstsein im Alltag

*»Leben im Quellbewusstsein ist ein befreiendes Gefühl.«*

Sie haben sich darin geübt, in das Quellbewusstsein zu gehen. Sie haben es immer wieder angewendet, und Sie haben sich darin erfahren. Dieses großartige Nichts, das doch alles bedeutet, kann jetzt Ihr täglicher Begleiter werden. Wäre es nicht wundervoll, würden Sie dieses schöne Gefühl, dessen Sie sich im Quellbewusstsein gewahr werden, ständig fühlen? Genau darum geht es letztendlich: dass Sie sich Ihrer so bewusst werden, dass Sie so häufig wie möglich in diesem bewussten Zustand verweilen können. Nicht nur in stillen Minuten, sondern auch in der U-Bahn, beim Autofahren, während eines Meetings, beim Sport usw. Sie glauben nicht, dass das machbar ist? Ich kann das gut verstehen, denn schließlich benötigt es zu Beginn noch viel Übung, im Quellbewusstsein zu verweilen. Doch erinnern Sie sich noch an Ihre ersten Fahrstunden mit dem Auto? Hätten Sie damals gedacht, dass Sie irgendwann gleichzeitig schalten, den Verkehr beobachten und das Radio bedienen können, während Sie sich auch noch mit Ihrem Beifahrer unterhalten? Genauso wird es Ihnen auch mit diesem besonderen Bewusstseinszustand im Alltag ergehen. Natürlich braucht es entsprechende Übung. Übung macht den Meister. Werden Sie zu solch einem.

Gehen Sie den Weg der Meisterschaft. Fangen Sie klein an, indem Sie erst einmal im Quellbewusstsein spazieren gehen. Fallen Sie heraus, halten Sie einen Moment inne, und tauchen Sie dann wieder ein. Üben Sie es danach beim Abwaschen oder beim Kochen. Es sind die kleinen Schritte, die zu den großen Erfolgen führen. Notieren Sie sich, was Sie erleben. Sie werden erstaunt sein, dass Ihre Welt auf einmal viel bunter, heller, freudiger und liebevoller wird. Nicht nur Ihre fünf Sinne werden sich deutlich stärker ausprägen, auch Ihre inneren Sinne kommen mehr und mehr zurück. Sie lernen, auf die universellen Impulse zu hören. Hierzu erhalten Sie später noch eine Übung. Sie schwelgen in schönen Gefühlen, dem Eu-Gefühl, wie Frank Kinslow es so treffend nennt.[27]

### Zurück ins Quellbewusstsein

Immer, wenn Sie einmal aus dem Quellbewusstsein herausfallen sollten, was anfänglich noch schnell geschehen kann im Alltag, tun Sie folgendes:

1. Halten Sie kurz inne.
2. Gehen Sie (gedanklich) einen Schritt zurück.[28]
3. Atmen Sie einmal tief durch.
4. Gehen Sie erneut in das Quellbewusstsein.

Das ist einfach und geht schnell.

---

27  Kinslow, F.: *Eu-Gefühl!*: VAK 2011

28  Soweit die Situation es zulässt, gehen Sie tatsächlich einen Schritt zurück. Ansonsten stellen Sie sich vor, wie Sie einen Schritt zurückgehen. Das ermöglicht Ihnen, aus dem Gefühl, in dem Sie sich gerade befinden, auszusteigen. Im NLP nennt man das »dissoziiert sein«, im Gegensatz zu »assoziiert sein«, wenn Sie im Gefühl sind.

# Leben in der Matrix

*»Das Leben ist ein großes Spielfeld, auf dem sich jeder erfahren kann.*
*Erst in der Erfahrung kann sich der Mensch wirklich fühlen.«*

Sie haben in diesem Buch bereits verschiedenste Übungen kennengelernt, wie Sie Ihr Leben in Ihrer Matrix so gestalten können, dass Ihr Bewusstsein sich deutlich erweitern kann. Nutzen Sie sie, und üben Sie sie, damit sie mit der Zeit ganz selbstverständlich für Sie werden. So wird der Bewusstwerdungsprozess im Alltag zur Normalität. Nach geraumer Zeit werden Sie feststellen, dass Ihre Arbeit in der Quantenheilung eine neue Qualität annimmt. Sie sehen, hören und fühlen mehr, bekommen eine völlig neue Form der Wahrnehmung. Somit sind Sie in der Lage, auf einer viel tieferen Ebene anzusetzen.

Als ich das erste Mal mit der Zwei-Punkt-Methode in Kontakt kam und meine ersten Seminare durchführte, nutzte ich lediglich eine Technik. Erst mit der Zeit, als ich mich deutlich intensiver mit den neuen Heilmethoden und den Neuen Wissenschaften beschäftigte – erst als ich spürte, dass deutlich mehr dahintersteckte als eine hervorragende »Technik« –, kam ich in den Genuss einer viel tieferen Ebene der Quantenheilung. Heute bin ich genau deshalb erfolgreich und gefragt. Weil die Qualität der Arbeit sehr hochwertig ist. Die Menschen spüren, dass wirkliche Heilung und Veränderung vonstattengeht. Dass die Arbeit eine andere ist.

Ihr Leben darf also deutlich achtsamer und bewusster werden. Das bedeutet auch, sich den Themen zu stellen, mit denen Sie konfrontiert werden. Nutzen Sie all die Situationen, die Sie auf die Palme bringen und die Sie unzufrieden machen. Im Idealfall nehmen Sie jede negative Resonanz in Ihrem Alltag als Chance, zu lernen und zu verstehen – egal, mit wem oder auf was Sie resonieren.

Machen Sie es wie eine meiner Quantum Energy Coaches. Sie nimmt jedes Thema, das gerade anklopft und geht damit in Kontakt. Sie macht es spielerisch. So erfährt sie mehr und mehr über sich und versteht, wozu die verschiedenen Resonanzen da sind und worauf sie sie hinweisen möchten. Sie handelt danach und verändert ihr Leben. Mit dem Effekt, dass ihre Themen immer weniger werden, weil diese ihren Auftrag erfüllt haben. Ich für mich kann heute sagen, dass, obwohl immer mehr Menschen immer häufiger mit Themen konfrontiert werden, dies bei mir ausbleibt. Das bedeutet jedoch nicht, dass es bei mir keine Resonanzen mehr gibt. Doch reagiere ich nur noch selten negativ darauf. Ich kann meistens darüber schmunzeln, mich mal wieder bei etwas ertappt zu haben. Das macht mein Leben leicht und voller Freude. Ich bin dadurch sehr gelassen geworden. Je mehr Sie Forscher Ihrer selbst werden und entsprechend handeln, desto eher können Sie es mir gleichtun. Bei mir hat es Jahre gedauert, weil ich damals keine Ahnung hatte, wie ich Herr meiner Themen werden konnte.

Sie kommen mit diesem Buch in den Genuss, es deutlich leichter zu haben. Selbst wenn es sich in einigen Situationen überhaupt nicht so anfühlen mag. Im Nachhinein werden sicher auch Sie schmunzeln können. Ich wünsche Ihnen von Herzen, dass es schon bald so weit ist.

Apropos Wünschen: Ich möchte Ihnen an dieser Stelle ein Geschenk machen. Vor einiger Zeit kam mir die Idee für eine Übung, die das Erfüllen von Wünschen deutlich erleichtert. Wie Sie bereits festgestellt haben, liebe ich es leicht. Ich habe mein Leben lang gekämpft – für Anerkennung, Aufmerksamkeit, Liebe, Erfolg und Reichtum. Heute darf alles ganz leicht gehen. Auch das Wünschen und Manifestieren. Sollte The Secret bisher bei Ihnen noch nicht gut funktioniert haben, so wird es mit dieser Übung klappen. Vorausgesetzt natürlich, Sie haben Ihre Sie limitierenden Überzeugungen im Vorfeld bearbeitet.

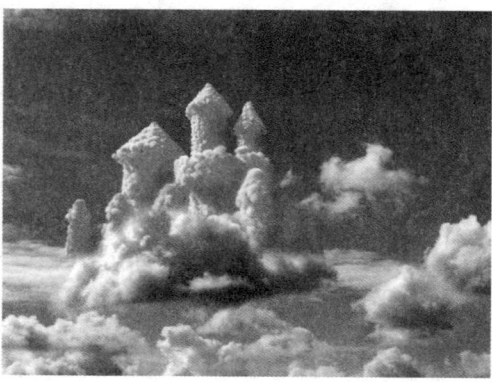

Wünsche dürfen wahr werden.

Hier kommt jetzt mein Geschenk für Sie.

### Wunscherfüllung mithilfe des Quellbewusstseins

Formulieren Sie zuerst voller Absicht Ihren Wunsch – abstraktfrei, also konkret, und als bereits erfüllt.[29] Schließen Sie nun Ihre Augen und konzentrieren Sie sich auf Ihren Atem. Fühlen Sie, wie Sie sich mit jedem Atemzug ein wenig mehr und mehr entspannen können. Malen Sie sich dann Ihren Wunsch mit allen Sinnen aus, so lange, bis Traum und Wirklichkeit miteinander verschwimmen. Versetzen Sie sich also ganz in das Gefühl des bereits erfüllten Wunsches. Was passiert alles, wenn der Wunsch wahr geworden ist? Was tun Sie? Wer ist bei Ihnen? Wo sind Sie? Usw. Fühlen Sie die Situation so stark, bis Sie ganz die Situation sind – *seien* Sie die Situation. Ankern Sie dieses Seinsgefühl in Ihre Hand, indem Sie jetzt für ca. fünf Sekunden Ihre linke oder rechte Faust ballen. Lösen Sie dann die Faust wieder.

---

29  Es ist wichtig, dass Sie Ihren Wunsch mithilfe Ihrer fünf Sinne beschreiben, weil unser Unterbewusstsein nur über die Sinne wahrnehmen kann. Eine abstrakte Formulierung findet im Unterbewusstsein keine Resonanz. Formulieren Sie also nicht: »Ich habe viel Geld«, sondern besser: »Ich fühle mich reich und sehe mein gefülltes Bankkonto.«

Jetzt verschränken Sie Zukunft und Gegenwart miteinander, indem Sie eine Hand auf Ihr Herz legen und die andere auf die Stirn. In dem Seinsgefühl gehen Sie nun in das Quellbewusstsein. Halten Sie dieses, bis es gut ist und sich für Sie stimmig anfühlt. Lösen Sie Ihre Arme, und bedanken Sie sich für den bereits erfüllten Wunsch. Kommen Sie dann zurück an die Oberfläche Ihres Bewusstseins, öffnen Sie Ihre Augen, und schreiben Sie alle Einzelheiten auf, die Sie erlebt haben.

Testen Sie im Anschluss Ihren Anker, indem Sie erneut Ihre Faust ballen. Spüren Sie erneut das Seinsgefühl? Wenn nicht, wiederholen Sie die Übung erneut. Gehen Sie in den nächsten 30 Tagen mindestens zweimal täglich in den bereits erfüllten Wunsch, am besten direkt nach dem Aufwachen bzw. abends vor dem Einschlafen.[30]

Lassen Sie die Situation immer mehr in den Alltag einfließen – handeln Sie so, als sei der Wunsch bereits Realität. Tauchen einmal Zweifel auf, lösen Sie Ihren Anker aus.

Diese Übung können Sie für jeden Wunsch durchführen. So kommen Sie diesem wahrscheinlich schneller näher, als Sie dachten. Vor allem für diejenigen, die mit *The Secret* bisher nicht so erfolgreich waren, ist die Übung eine wundervolle Möglichkeit, das Gesetz der Anziehung ab heute auf allen Ebenen nutzen zu können. Vorausgesetzt allerdings, es gibt keine bewusste oder unbewusste Überzeugung, die Sie daran hindert, dass der Wunsch wahr wird. Das ist meine Erfahrung mit *The*

---

30  Diese Form der 30-Tage-Übung beruht auf den neuen wissenschaftlichen Erkenntnissen der NASA. Bei Experimenten stellte die NASA fest, dass nach 25–30 Tagen Handeln ohne eine Unterbrechung im Gehirn neue und dauerhafte neuronale Vernetzungen entstehen, also eine neue Gewohnheit. Es ist wichtig, den Übungsablauf nicht zu unterbrechen. Vergessen Sie einen Tag die Übung, dürfen Sie wieder von vorne beginnen.

*Secret* gewesen. Ich hatte einige limitierende Überzeugungen, die fast jede positive Manifestation im Keim ersticken ließ. Sollte die Übung bei Ihnen also nicht funktionieren, dann schauen Sie, ob es nicht doch noch eine hindernde Überzeugung bei Ihnen gibt. Wie Sie diese verändern können, wissen Sie ja bereits.

## Verstärkung der inneren Stimme

*»Deine innere Stimme ist immer da.*
*Lerne, auf sie zu hören, und dein Leben wird unendlich reich.«*

Im letzten Kapitel haben Sie über die Herzintelligenz gelesen und über die Notwendigkeit, der Intuition bzw. inneren Stimme zu folgen. Das Herz weiß so viel mehr als der Verstand, weil es auf das Wissen des gesamten Universums zurückgreifen kann. Das Zitat von Antoine de St. Exupéry würde hier, leicht verändert, ganz wunderbar passen: »Man sieht nur mit dem Herzen gut. Das Wesentliche ist für den Verstand nicht greifbar.« Doch weiß ich aus eigener Erfahrung, wie schwierig es sein kann, der Intuition zu trauen bzw. auf sie zu hören. Denn oftmals bekommen wir Hinweise, die jenseits unserer Komfortzone liegen. Da teilt Ihnen Ihre innere Stimme z. B. während des Gesprächs mit Ihrem Chef mit, ganz klar *Nein* zu weiteren Überstunden zu sagen. Ihre Intuition sagt: »Tue es«, während der Verstand schreit: »Nein, das ist zu gefährlich.«

Kennen Sie derartige Situationen? Sicherlich nur zu gut. Ich habe viele Jahre gebraucht, um meinen inneren Kontrolleur, den Verstand, zur Ruhe zu bringen und meine innere Stimme lauter werden zu lassen. Heute bin ich immer wieder erstaunt, welche Wunder ich erleben darf, wenn ich meiner Intuition vertraue.

Damit Sie nicht ebenfalls Jahre benötigen, möchte ich Ihnen hier eine Übung vorstellen, die ich im Rahmen meiner Ausbildung zum »Quantum Energy«-Coach mit meinen Teilnehmern durchführe. Mit dieser können Sie Ihre innere Stimme so verstärken, dass sie lauter und stärker wird als die Stimme Ihres Verstandes.

## Die Stimme der Intuition lauter werden lassen

Machen Sie es sich wie immer bequem, dort wo Sie gerade sitzen oder liegen. Schließen Sie Ihre Augen, und konzentrieren Sie sich lediglich auf Ihren Atem, wie er kommt und wieder geht. Spüren Sie, wie Sie sich mit jedem Atemzug mehr und mehr entspannen können. Sollten störende Gedanken des Alltags auftauchen, so lassen Sie sie ziehen – wie Wolken am Himmel, die vorüberziehen. Wenn Sie genügend entspannt sind, konzentrieren Sie sich auf Ihr Herz, und atmen bewusst durch Ihr Herz ein und aus – bis Sie tief verbunden sind mit Ihrem Herzen und es in seiner Gänze spüren können. Stellen Sie sich nun vor, wie Sie sich in Ihrem Herzen an einer Spirale hinabgleiten lassen. Die Spirale beginnt groß und wird mit jeder Drehung kleiner und kleiner. Immer tiefer gleiten Sie hinab. Lassen Sie sich Zeit dabei, und lauschen Sie den Windungen. Je tiefer Sie eintauchen, desto mehr öffnet sich Ihr Bewusstsein für Ihre innere Stimme. Mit jeder Windung wird es stärker und stärker; Sie können hören, wie die Stimme lauter und lauter wird. Irgendwann kommen sie an einen Punkt, wo es nicht mehr tiefer hinabgeht. Dieser Punkt wird Sie finden. Sie werden ihn wahrnehmen. Dort halten Sie inne. Lauschen Sie nun aktiv Ihrer inneren Stimme, Ihrer Intuition. Können Sie sie bereits eindeutig wahrnehmen? Ist sie laut genug, dass sie die Stimme Ihres Verstandes übertönt? Sollte das noch nicht der Fall sein, so finden Sie neben sich jetzt einen Knopf, an dem Sie die Stimme lauter drehen können. Drehen Sie an dem Knopf – bis Ihre Intuition genau die richtige Lautstärke hat. Wenn Sie zufrieden sind, genießen Sie die Stimme, denn sie ist es, die Ihnen zu jeder Zeit die richtigen Worte mitteilt. Stellen Sie hier eine Frage, die Ihnen wichtig ist und lauschen Sie der Antwort. Freuen Sie sich, solch einen guten Ratgeber zu haben, und kommen Sie dann langsam über die Spirale wieder an die Oberfläche Ihres Herzens. Nehmen Sie wahr, dass die Stimme immer noch dieselbe Lautstärke hat. Bedanken Sie sich dann bei Ihrer Stimme, dass sie Ihnen so wertvolle Informationen gibt, und konzentrieren Sie sich wieder auf Ihren Atem. Kommen Sie über diesen zurück an die Oberfläche Ihres Bewusstseins. Nehmen Sie wahr, wie Sie dort sitzen oder liegen. Spüren Sie Ihre Arme und Beine, Ihren gesamten Körper. Recken und strecken Sie sich, und öffnen Sie dann Ihre Augen.

Jetzt sind Sie in der Lage, Ihre innere Stimme immer deutlicher zu hören. Sollte Ihr Verstand aus irgendeinem Grunde doch noch lauter sein, dann wiederholen Sie die Übung und drehen noch ein wenig mehr an dem Lautstärkeknopf. Üben Sie Ihr Gehör für Ihre Intuition, und folgen Sie vor allem der Stimme. Handeln Sie danach.

## Wahrnehmung und Umsetzung der universellen Impulse

*»Ich leuchte dir den Weg‹, sagte Gott,*
*doch brachte es dem Menschen nicht viel,*
*denn er hielt seine Augen geschlossen.«*

Wir erhalten ständig Impulse vom Universum, die uns auf unserem Weg leiten. Als Kleinkind waren wir noch sehr gut in Kontakt, hatten noch eine gute Wahrnehmung dafür. Doch hat diese im Regelfall mit den Jahren immer mehr abgenommen.

Kennen Sie beispielsweise die Situation, dass Sie im Kaufhaus unterwegs sind und Sie aus irgendeinem Grunde irgendetwas in eine Abteilung zieht, in die Sie überhaupt nicht wollten? Oder aber Sie sind auf der Suche nach einem schönen Urlaubsort und halten auf einmal Bilder von einem Ort in der Hand, an den Sie gar nicht reisen wollten? Sie sind in der Buchhandlung, suchen nach einem bestimmten Autor und bleiben dann bei einem Buch stehen, dass Sie wie magisch in seinen Bann zieht? Das letzte Beispiel kennen Sie wahrscheinlich am ehesten. Hier ist die Chance auch am größten, dass Sie das Buch tatsächlich in die Hand nehmen und gegebenenfalls sogar kaufen. Wie war das im Nachhinein? War es ein wirklich gutes Buch, das Sie vielleicht sogar auf eine bestimmte Fährte gebracht hat? Denn genau darum geht es: diesen Impulsen zu folgen. Doch im Regelfall tun wir solche Gedanken oder Ideen als komisch ab und schieben sie beiseite. Was wäre jedoch, wenn Sie in der Abteilung des Kaufhauses beim Herumstöbern eine Person kennengelernt hätten, mit der Sie im Gespräch endlich auf die Lösung eines Problems gekommen wären, nach der Sie schon so lange trachteten? Oder diese Person gar Ihr Traumpartner gewesen wäre? Könnte es nicht sein, dass dieser so ganz andere Urlaubsort Ihnen völlig neue Perspektiven aufzeigt, die Sie Ihrem Traum ein großes Stück näher bringen?

Natürlich sind das alles nur Vermutungen. Und vielleicht rede ich hier auch gerade völligen Blödsinn. Doch gehe ich davon aus, dass Sie in Ihrem Leben schon das ein oder andere Mal diesen Impulsen gefolgt sind und damit sehr erfolgreich waren. Das ist völlig normal, denn genau dafür sind diese Impulse da. Wäre ich diesen Impulsen damals nicht gefolgt, dann liefe ich heute noch den Unternehmen nach, um Businessaufträge zu erhalten und wäre mit meiner jetzigen Arbeit nicht so erfolgreich. Ich hätte niemals meinen Bestseller *Quantum Energy – Das Geheimnis außergewöhnlicher Veränderungen und Heilungen* geschrieben und wäre schon gar nicht mit meiner wundervollen Frau Sonja zusammengekommen.

Im dritten Kapitel habe ich das innere Filtersystem beschrieben, das lediglich 50 der über 40 Millionen Informationen, die pro Sekunde auf Ihre Sinne treffen, in Ihren Verstand vordringen lässt. Durch dieses Raster fallen in vielen Fällen auch die universellen Impulse, weil sie von Ihrem Verstand als nicht so wichtig bewertet werden. Doch sind es gerade diese Impulse, die Sie wie kleine Helfer immer wieder auf Ihren Weg hinweisen, Ihnen den nächsten Schritt aufzeigen. Als ich das Konzept für mein Buch *Quantum Energy* schrieb, hörte ich sehr intensiv auf die Impulse, um die richtigen Übungen für das Buch zu empfangen. Im genau richtigen Moment erhielt ich dann auch die Übung, die es Ihnen gleich ermöglichen wird, Ihre Wahrnehmung für die universellen Impulse zu erweitern. Genießen Sie sie. Sie ist ein wahres Geschenk:

### Erweiterung der Wahrnehmung für die universellen Impulse

Suchen Sie sich einen Ort, an dem Sie die nächsten Minuten ganz ungestört sind und wo Sie es sich bequem machen können. Setzen oder legen Sie sich hin. Schließen Sie Ihre Augen. Achten Sie darauf, dass Sie gemütlich sitzen oder liegen. Konzentrieren Sie sich dann auf Ihren Atem, wie er kommt und wieder geht, wie er kommt und wieder geht. Mit jedem Atemzug, den Sie machen, können Sie sich ein wenig mehr und mehr entspannen. Jeder Atemzug führt Sie tiefer und tiefer. So gleiten Sie dahin auf dem Weg der Stille. Bereiten Sie sich nun auf eine Reise vor, eine Reise an einen ganz wunderbaren Ort. Dies kann ein Ort sein, an dem Sie schon einmal gewesen sind, oder einer, an dem Sie immer schon einmal verweilen wollten – ganz so, wie es für Sie richtig ist. Stellen Sie sich vor, wie Sie jetzt dorthin reisen, wie und womit auch immer Sie dies tun mögen. Kommen Sie dann an diesem Ort an.

Schauen Sie sich erst einmal um. Wo genau sind Sie? Wie sieht dieser Ort aus? Was nehmen Sie wahr? Was sehen Sie? Machen Sie es sich an diesem Ort bequem. Vielleicht setzen Sie sich unter einen Baum. Und während Sie Ihren Platz noch so richtig gemütlich herrichten, können Sie am Horizont, ganz weit hinten, einen Lichtpunkt wahrnehmen, der mit jedem Moment größer und größer wird. Er kommt näher. Je mehr er auf Sie zukommt, desto mehr nimmt dieser Punkt Gestalt an. Sie erkennen eine Silhouette, die einem Körper gleicht, jedoch nur aus Licht besteht. Während Sie noch immer nicht genau sehen können, um was es sich handelt, spüren Sie, dass es sich desto angenehmer anfühlt, je näher dieses Licht kommt. Ihnen wird ganz warm ums Herz, Sie fühlen sich sehr wohl und geborgen – und voller Liebe. Sie wissen, dass das, was da näherkommt, etwas Gutes ist, etwas Wundervolles. Bis dieser Lichtkörper, dieses Lichtwesen, diese lichtvolle Gestalt, die jene immense Liebe ausstrahlt, vor Ihnen steht. Die Liebe, die es ausstrahlt, durchflutet Ihren ganzen Körper, lässt ihn vor Liebe erstrahlen, bis auch Sie so voller Licht sind wie dieses Wesen. Ihr Körper ist nun voller Licht und Liebe. Fühlen Sie diesen himmlischen Moment. Nehmen Sie dann wahr, wie das Wesen Ihr Drittes Auge berührt. Durch diese Berührung können Sie spüren, wie sich auf einmal etwas verändert, weiter wird, sich öffnet – noch viel weiter, als es vorher bereits war. Wie auch immer Sie es jetzt gerade fühlen, Ihre Wahrnehmung weitet sich und eröffnet Ihnen eine völlig neue Sichtweise. Spüren Sie, was passiert und tauchen Sie ein in dieses neue Bewusstseinsfeld.

Bedanken Sie sich bei dem Lichtwesen für dieses Geschenk, während es sich auch schon wieder zurückzieht und Richtung Horizont entschwindet, kleiner und kleiner wird – bis es irgendwann ganz verschwunden ist. Bleiben Sie noch einen Augenblick an Ihrem Ort, und genießen Sie dieses neue Bewusstsein. Schauen Sie sich mit dieser neuen Qualität um und erkennen Sie, dass Sie deutlich mehr wahrnehmen als zuvor – so, als hätte Ihnen jemand Ihre Brille abgenommen, mit der Sie bisher nur einen Teil Ihrer Welt wahrnehmen konnten. Genießen Sie es.

Bereiten Sie sich dann auf Ihren Rückweg vor. Schauen Sie sich noch einmal um an Ihrem wunderbaren Ort, und reisen Sie nun zurück an den Platz, an dem Sie vor wenigen Minuten gestartet sind. Nehmen Sie sich ganz wahr, wie Sie dort sitzen oder liegen. Spüren Sie die Fläche unter Ihrem Körper, spüren Sie Ihre Beine, Ihren Oberkörper, Ihre Arme und Ihren Kopf. Nehmen Sie wahr, wie Sie vollständig wieder im Hier und Jetzt ankommen. Bewegen Sie Ihre Finger und Ihre Füße. Dann öffnen Sie Ihre Augen: willkommen zurück.

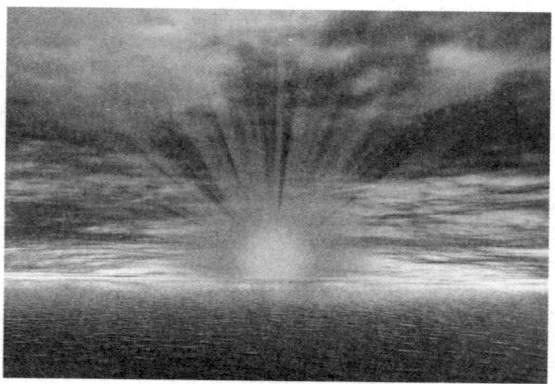

Das Lichtwesen in weiter Ferne

Jetzt liegt es an Ihnen, die Impulse, die Sie immer deutlicher wahrnehmen werden, zu nutzen. In der ersten Zeit mag es noch etwas unwahr wirken, und es kann gut sein, dass Sie mit den Impulsen im ersten Moment nichts anfangen können. Vertrauen Sie dem Universum, denn es wird Sie immer auf den richtigen Weg leiten. Handeln Sie dann entsprechend.

# Die neue Matrix

*»Endlich bin ich fertig‹, dachte der junge Mann.*
*Da sah er, dass er gerade erst den Startpunkt überschritten hatte:*
*Den Beginn seines wirklichen Lebens.«*

Wir sind am Ende des Buches angekommen. Ich habe zu Beginn geschrieben, dass ich mit diesem Werk ein einziges Ziel verfolge: dass
auch Sie zu den Menschen zählen, die mit der Quantenheilung bzw.
der Zwei-Punkt-Methode ihr Leben dauerhaft verändern können – hin
zu dem Leben, das sie sich so sehr wünschen. Ich hoffe, Sie konnten für
sich genügend Informationen erhalten, die das tatsächlich ermöglichen.
Seitdem ich mich mit der Quantenheilung beschäftige, habe ich alle Er-
fahrungswerte integriert, die Methode ständig erweitert und sie zu dem
gemacht, was sie heute ist. Ich habe sie, den universellen Impulsen fol-
gend, die Methode »Quantum Energy« genannt. Sie beinhaltet das, was
Sie in diesem Buch gelesen haben – und noch viel mehr. Das macht sie
so erfolgreich und hat auch das Buch *Quantum Energy – Das Geheimnis außergewöhnlicher Veränderungen und Heilungen* schnell zu einem
Bestseller werden lassen. Mein Leben ist heute so, wie ich es mir schon
immer gewünscht habe –.in allen Bereichen des Lebens. Und es wird
immer schöner. All das können Sie auch: wenn Sie die Quantenheilung
nicht als *Technik*, sondern als eine *ganzheitliche Methode* verwenden.
Wenn Sie den Verstand mit in den Prozess integrieren und ihn zum Unterstützer machen. Und wenn Sie auf das, was Ihnen Ihr Thema mitteilen
möchte, hören und Ihr Leben entsprechend verändern; wenn Sie also
handeln und zu 100% Selbstverantwortung übernehmen, dann werden
Sie kaum darum herumkommen, ein wirklich erfülltes, glückliches und
gesundes Leben voller Wohlstand zu führen. Die Quantenheilung wird
für Sie zu dem Wunderwerk werden können, das es tatsächlich auch ist.
Sei es für Sie selbst oder in der Anwendung für andere. Es mag sein,

dass es eine Weile dauert. Lassen Sie Ihrem System oder dem Ihres Klienten die Zeit, die es braucht. Die Quantenheilung bzw. Zwei-Punkt-Methode greift sehr schnell, und sie kann wahre Wunder bewirken. Das habe ich allzu oft selbst erleben dürfen. Doch weiß der Körper selbst immer am besten, was im jeweiligen Moment für ihn gut ist. Wenn Sie sich die Zeit nehmen, die es braucht, werden Sie belohnt werden.

Kreieren Sie sich Ihre neue Matrix so, wie Sie es sich wünschen. Werden Sie zu dem Schöpfer, der Sie sind. Genießen Sie Ihren Bewusstwerdungsprozess und feiern Sie die Erfolge, die Sie dadurch in Ihrem Leben verzeichnen. Helfen Sie anderen dabei, dasselbe erleben zu dürfen. In dem Maße, in dem es Ihnen möglich ist. Ich wünsche Ihnen viel Freude und Momente voller Wunder dabei.

Von Herzen

Ihr

*»Damit Quantenheilung nachhaltig wirkt« – die CD zum Buch –*
*enthält die meisten der im Buch beschriebenen Übungen.*
*So können Sie sich in Ruhe anleiten lassen.*

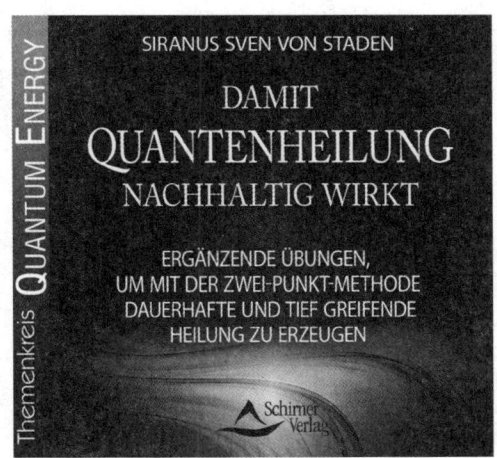

Siranus Sven von Staden
**Damit Quantenheilung nachhaltig wirkt**
*Ergänzende Übungen, um mit der Zwei-Punkt-Methode*
*dauerhafte und tief greifende Heilung zu erzeugen*
Gesamtspielzeit: 113:57 Min.
ISBN 978-3-8434-8168-7

Gehören Sie auch zu den vielen Menschen, bei denen die Wirkung der Quantenheilung nach kurzer Zeit verpufft ist? Der erfahrene Coach und Berater hat drei wesentliche Aspekte ausgemacht, weshalb eine nachhaltige Wirkung so häufig ausbleibt. Diese beschreibt er Ihnen auf dieser CD. Auch bietet er Ihnen kraftvolle Übungen an, mit deren Hilfe Sie endlich langfristige Quantenheilungserfolge erzielen können.

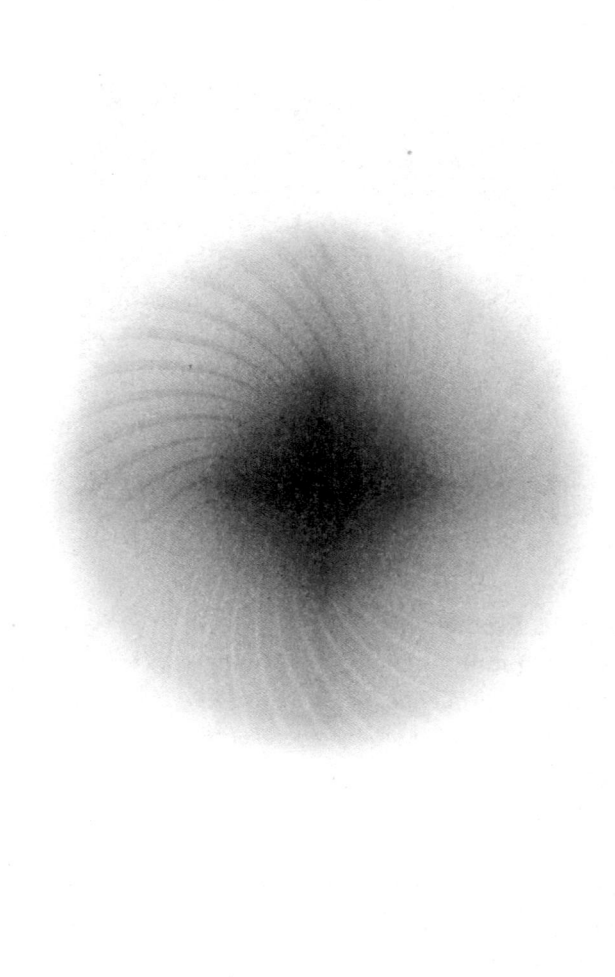

# Anhang: Quantenheilung erlernen

An dieser Stelle möchte ich Ihnen aufzeigen, wie Sie die Quantenheilung erlernen können – und zwar in zwei Schritten. Als Erstes gilt es zu lernen, in Verbindung mit der Energie zu kommen, die die Selbstheilungskräfte in Gang setzt. Denn genau das ist es, was passiert. Sie berühren zwei Punkte, entweder direkt am Körper oder im Energiefeld desjenigen, der die Anwendung erhält. Wenn Sie die beiden Punkte berühren und sich ausschließlich auf diese beiden konzentrieren, kommen Sie automatisch in das sogenannte Quellbewusstsein, auch reines Bewusstsein genannt. In diesem Moment synchronisieren sich die beiden Punkte miteinander bzw. – um in der Sprache der Wissenschaft zu sprechen – es findet eine Verschränkung statt. Das ist der Moment, in dem die Selbstheilungskräfte in Gang gesetzt werden.

## Schritt 1

### Das Quellbewusstsein erfahren (Variante 1)

Schließen Sie Ihre Augen, und konzentrieren Sie sich auf Ihre Gedanken. Beobachten Sie, wie ein Gedanke kommt, sich einen kurzen Aufenthalt in Ihrem Gedächtnis gönnt und dann wieder weiterzieht, um einem weiteren Gedanken Platz zu machen. Oder nistet sich der Gedanke gerade bei Ihnen ein, um Ihnen Kopfzerbrechen zu bereiten? Sollte er das tun, so nehmen Sie die Konzentration von ihm weg und nehmen Sie wahr, wie kurz darauf der nächste Gedanke erscheint. Tun Sie das eine Weile.

Jetzt konzentrieren Sie sich auf den Moment, wo ein Gedanke geht und ein nächster erscheint. Bemerken Sie, dass es zwischen den beiden Gedanken eine kleine Lücke gibt – eine kurze Pause. Haben Sie sie bemerkt? Nein? Dann gleich noch einmal. Ein Gedanke kommt, sagt kurz Hallo und zieht vorüber. Jetzt ist sie da, die Lücke, oder? Haben Sie sie dieses Mal wahrgenommen? Üben Sie es ein paar Mal, sie wahrzunehmen.

Dieser kurze Moment, diese Lücke, ist das Quellbewusstsein; das Nichts, das doch große Veränderungen und Heilungen hervorrufen kann. Erweitern Sie nun die Übung. Stellen Sie sich vor, wie Sie die Lücke ein wenig ausdehnen, so als würden Sie den gerade gehenden und den nun kommenden Gedanken mit Ihren Händen auseinanderdrücken. Nehmen Sie jetzt die Lücke genauer wahr. Wie fühlt sich dieses Nichts an? Spüren Sie genau in die Leere hinein. Wenn ich ins Quellbewusstsein gehe, habe ich immer ein Glücksgefühl. So erkenne ich, dass ich darin bin.

Sollte Ihnen diese Übung aus irgendeinem Grunde nicht gelingen, möchte ich Ihnen noch zwei weitere Möglichkeiten aufzeigen, in das Quellbewusstsein zu gelangen.

### Das Quellbewusstsein erfahren (Variante 2)

Schließen Sie Ihre Augen. Lassen Sie Ihren Gedanken freien Lauf. Wahrscheinlich sind es jede Menge davon. Jetzt nehmen Sie einfach den letzten Satz, der Ihnen durch den Kopf geht und lassen diesen vor ihrem inneren Auge erscheinen. Er schwebt jetzt förmlich wie ein Banner vor Ihnen. Nun stellen Sie sich vor, wie dieser Satz ganz langsam anfängt, sich vor Ihrem inneren Auge aufzulösen. Die eben noch sehr klare Schrift wird immer blasser und blasser, so lange, bis sie sich irgendwann auflöst. Zurück bleibt nur der leere Raum. Das Nichts! Bleiben Sie in diesem Nichts. Sie sind im Quellbewusstsein. Sollte ein weiterer Satz auftauchen oder ein Bild, wovon ich nicht ausgehe, so lassen Sie diesen Satz bzw. das Bild ebenfalls verblassen.

### Das Quellbewusstsein erfahren (Variante 3)
Lassen Sie Ihren Gedanken wiederum freien Lauf. Stellen Sie sich dann eine Frage folgender Art: »Welche Farbe hat mein Gedanke?«, »Wie schmeckt blau?« oder »Wie alt ist rechts?« Eine solche Frage ist so irrational, dass weitere Worte oder Bilder ausbleiben, so die Erfahrung.

Konnten Sie das Quellbewusstsein spüren? Das ist es, was alles verändert. Das ist die Basis der Quantenheilung – nicht mehr und nicht weniger.

Im nächsten Schritt geht es darum, das Quellbewusstsein für den Heilungsprozess zu nutzen. Hierzu gibt es zwei Varianten, die ich Ihnen beide vorstellen möchte. Wie oben bereits beschrieben, werden bei diesem Prozess die Selbstheilungskräfte in Gang gesetzt. Diese können Sie leiten, indem Sie eine Absicht hinzufügen. Somit geben Sie der Energie eine bestimmte Richtung. Die Absicht brauchen Sie lediglich zu denken. Das reicht völlig aus. Wichtig ist, dass die Absicht positiv formuliert ist und so, als wäre das Ergebnis bereits geschehen. Also nicht »Ich will nicht mehr krank sein«, sondern »Heilung vollzogen« oder viel einfacher »transformiert«.

Unterscheiden Sie zwischen Erwartung und Absicht. Eine Erwartung sieht ein konkretes Ergebnis vor, eine Absicht lenkt lediglich in eine gewünschte Richtung. Sicherlich kennen Sie aus eigener Erfahrung, dass Erwartungen dazu neigen, nicht erfüllt zu werden. Aus diesem Grund ergibt es auch keinen Sinn, mit der Quantenheilung ein bestimmtes Ergebnis erhalten zu wollen. Ihr Körper weiß ganz genau, was jetzt in diesem Moment richtig ist und was nicht. Erwartungen erhöhen den Druck auf den Quantenheiler und den Klienten. Eine Absicht jedoch führt und leitet an, ohne das Endergebnis vorwegnehmen zu wollen.

## Schritt 2
### Quantenheilung durchführen (Variante 1)

Beginnen Sie am besten an Ihrem eigenen Körper. Suchen Sie sich eine Stelle, die schmerzt bzw. sich unangenehm anfühlt. Legen Sie eine Hand auf die unangenehme Stelle. (Sie können die Hand auch auf irgendeine andere Stelle legen, doch ist es zu Beginn am einfachsten, sie auf die unangenehme Stelle zu legen. Der Energie ist es letztlich egal, wo sie verschränkt wird. Es ist ja alles mit allem verbunden. Darum funktioniert sie ja auch so wunderbar als Fernheilung.) Die andere Hand findet intuitiv einen anderen Punkt am Körper. Konzentrieren Sie sich nun auf ihre beiden Punkte und denken Sie kurz an Ihre Absicht. Jetzt tauchen Sie ganz bewusst in das Quellbewusstsein ein – so lange, bis Sie das Gefühl haben, dass es gut ist. Lösen Sie dann wieder die Hände und spüren Sie, was sich verändert hat. Es kann sein, dass der Schmerz komplett weg ist oder er ein wenig geringer geworden ist. Meine Erfahrung ist, dass der Schmerz häufig nach und nach weniger wird.

Das war schon alles. Mehr braucht es nicht.

## Quantenheilung durchführen (Variante 2)

Diese Variante kennen Sie bereits aus der Übung »Glaubenssätze verändern« von S. 53. Hier noch ein weiteres Beispiel: Angenommen, Sie möchten das Potenzial für mehr Mut aktivieren. Legen Sie hierzu eine Hand an eine Stelle Ihres Körpers, die Ihnen gerade in den Sinn kommt. Ihre andere Hand tastet so lange durch Ihr Energiefeld, bis Sie eine Veränderung wahrnehmen. Konzentrieren Sie sich lediglich auf die beiden Hände. Es kann sein, dass die Hand in Ihrem Energiefeld kribbelt, warm wird oder Sie einfach das Gefühl haben, dass dort die richtige Stelle ist. Das ist der Moment der Synchronisation. Denken Sie an Ihre Absicht, z. B. »aktiviert«, und lassen Sie es geschehen.

Es kann sein, dass Ihre Knie weich werden, Sie anfangen zu schwanken oder die Synchronisation Sie nach hinten zieht. Lassen Sie es geschehen. Damit Sie im Falle des Umfallens weich landen, sollten Sie sich mit dem Rücken vor Ihr Bett, das Sofa oder einen Sessel stellen.

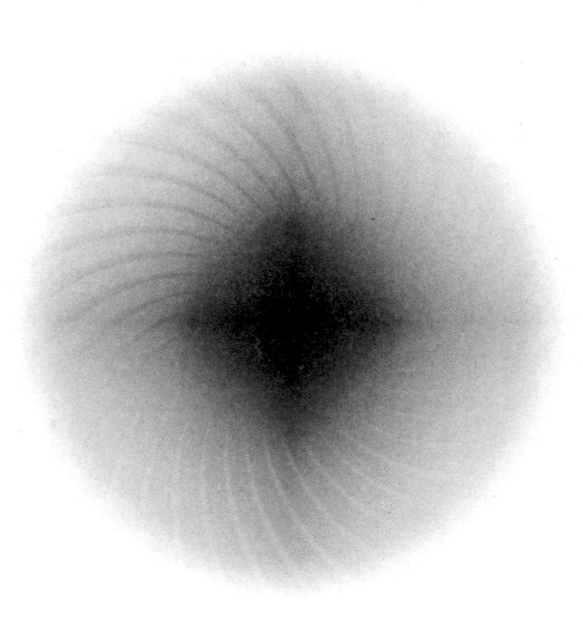

# Danksagung

An erster Stelle möchte ich all jenen Menschen danken, die mich in meiner Arbeit an meine Grenzen gebracht und sehr gefordert haben. Ohne Euch wäre ich nicht auf die verschiedenen Problematiken gestoßen. Ich wäre nicht auf die Idee gekommen, mich intensiv damit zu beschäftigen, wie die Quantenheilung nachhaltig funktionieren kann. Ihr seid großartig.

Ich danke all den Menschen, die mich geprägt haben. Meinen Eltern, meinem Bruder, meinen Lehrern, Freunden, Bekannten, Partnerinnen, Chefs und all den anderen. Danke, dass ich durch Euch all die Erfahrungen sammeln durfte – selbst wenn sie sich häufig nicht gut anfühlten. Doch ohne all diese Prägungen wäre ich nicht zu dem Menschen geworden, der ich heute bin. Ich wäre wahrscheinlich nie auf die Idee gekommen, mich auf den Weg zu machen, mich selbst zu entdecken.

Ein großes Dankeschön an Anita Weibel, Claudia Maiwurm und Ursula Berger, dass sie sich für die Fotos zu Verfügung gestellt haben. Durch euch fällt es den Lesern deutlich leichter, die Übungen nachzuvollziehen.

Ich danke der großen »Familie« Schirner. Heidi und Markus Schirner, die meine Buchprojekte tatkräftig unterstützen, Murat Karaçay für das wunderschöne Buchcover, Rudolf Garski für seine hingebungsvolle und konzentrierte Lektoratsarbeit und all den anderen lieben und fleißigen Mitarbeitern des Schirner Verlages. Ihr seid ein tolles Team.

Zum Schluss möchte ich meiner zauberhaften Frau danken, die mich in meiner Arbeit so mitfühlend unterstützt. Mit Dir fällt es mir leicht, meine Zeilen zu schreiben. Du lässt mir all den Raum, den ich brauche und findest die richtigen Worte, die mir manchmal fehlen. Ich liebe Dich von ganzem Herzen.

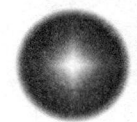

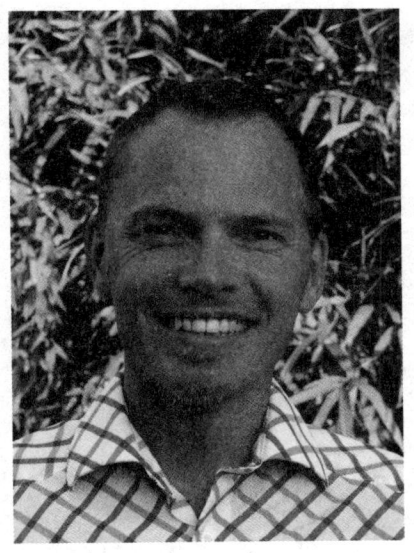

# Über den Autor

Mein Name ist Siranus Sven von Staden. Ich bin Begründer der Transformations- und Heilmethode »Quantum Energy« und begleite Sie auf Ihrem Weg zur »Wahren Größe«. Ich unterstütze Sie dabei, Ihr volles und wirkliches Potenzial zu entdecken sowie ein erfülltes, glückliches und gesundes Leben voller Wohlstand zu führen.

Seit 2009 beschäftige ich mich mit den neuen Transformations- und Heilmethoden. Seit 1999 bin ich Trainer und Coach. In all den Jahren meiner Entwicklung brachte mich meine Reise zu unterschiedlichsten Lehrern aus aller Welt; zu Top-Trainern aus den Bereichen Kommunikation, Rhetorik, Motivation, Erfolg, Reichtum, Charisma, NLP, neue Heilweisen usw.; zu indischen Meistern, in tiefe Innenschau. Zu den bekanntesten Wissenschaftlern der Quantenphysik, Zell- und Entwicklungsbiologie, Herz- und Hirnforschung, der Morphogenetik und der neuen Medizin.

Heute, im Jahre 2011, bin ich 43 Jahre jung. 35 Jahre lang habe ich dafür gelebt, Aufmerksamkeit und Anerkennung zu bekommen, habe Rollen gespielt und funktioniert – so wie man es von mir erwartet hat.

Ich habe gelernt und gehe heute meinen eigenen Weg, folge meinem Herzen, meinen Wünschen und Träumen – und handle danach. Das macht mich erfolgreich. Ich lehre, was ich lebe: das grenzenlose Potenzial unseres Herzens und Verstandes zu erforschen und erfolgreich in unser Leben zu tragen; zum Wohle jedes Einzelnen, der Unternehmen, der Gesellschaft und der Umwelt.

Meine Vision ist, Millionen von Menschen auf ihrem Weg zu begleiten – sie wieder daran zu erinnern, wie großartig sie sind und wie leicht es sein darf, ein Leben in innerem und äußerem Reichtum zu Leben. Vielen fällt das heute noch sehr schwer. Aus diesem Grund entwickelte ich die Methode »Quantum Energy«.

Je mehr Menschen sich auf ihren Weg machen und anderen als Vorbild zeigen, wie es gehen kann, desto schneller wird es wahr, dass Millionen das Gleiche tun. Hierzu trage ich von Herzen gern bei.

Ein Beitrag hierzu sind meine Bücher und Audiobooks. Ab und zu bin ich Gast im Radio bzw. Fernsehen oder veröffentliche Artikel in diversen Zeitschriften.

Mehr Informationen zu meiner Arbeit finden Sie auf den Webseiten www.quantum-energy.de oder www.siranus.com. Persönlich erreichen Sie mich per E-Mail unter siranus@quantum-energy.de oder, in Ausnahmefällen, unter der Telefonnummer +49 (0)175 70 40 170.

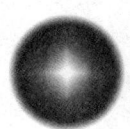

# Übungsverzeichnis

## Quantenbewusstsein statt Quantenheilung?

## Das Mysterium Mensch

## Bewusstwerdung

## Bewusst sein

## Anhang: Quantenheilung erlernen

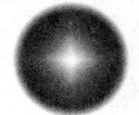

# Abbildungsverzeichnis

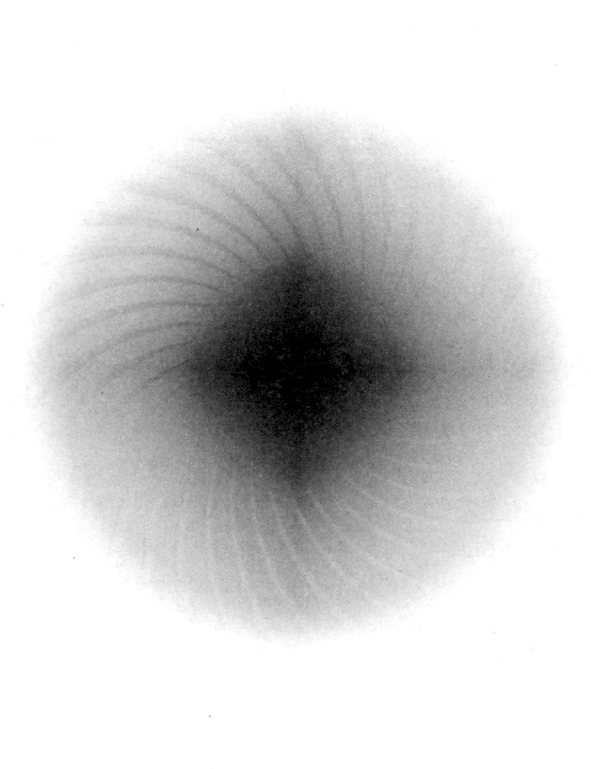

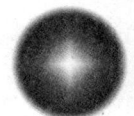

# Weiterführende Literatur und empfehlenswerte DVDs

## Literatur

Bartlett, R.: *Matrix Energetics*. VAK 2010

Begley, S.: *Neue Gedanken – neues Gehirn*. Goldmann 2010

Blake, A.: *QCT – Quantum Consciousness Transformation*. Hans Nietsch 2010

Braden, G.: *Im Einklang mit der göttlichen Matrix*. Koha 2007

Byrne, R.: *The Secret – Das Geheimnis*. Arkana 2007

Chopra, D./Ford, D./Williamson, M.: *The Shadow Effect*. Kamphausen 2011

Childre, D./Martin H.: *Die Herzintelligenz-Methode*. VAK 2010

Grabhorn, L.: *Aufwachen – Dein Leben wartet*. Goldmann 2004

Kinslow, F.: *Eu-Gefühl*. VAK 2011

Kinslow, F.: *Quantenheilung erleben*. VAK 2010

König, M.: *Das Urwort*. Scorpio 2010

Krattinger, F.: *Machtworte*. Silberschnur 2008

Lipton, B.: *Intelligente Zellen*. Koha 2006

McTaggart, L.: *Das Nullpunkt-Feld*. Goldmann 2007

Nhat Hanh, T./Schmidt, T.: *Jeden Augenblick genießen*. Herder 2011

Schneider, M.: *Der Weg der Achtsamkeit*. Knaur 2009

Sheldrake, R.: *Das schöpferische Universum.* Ullstein 2009
Takahashi, R.: *Heilen mit Quantenenergie.* Books on Demand 2009
von Staden, S.: *30 Minuten für den souveränen Umgang mit Veränderungen.* Gabal 2010
von Staden, S.: *Quantenheilung kann jeder – auch Sie!* Schirner 2011
von Staden, S.: *Quantum Energy. Das Geheimnis außergewöhnlicher Veränderungen und Heilungen.* Schirner 2011
Williams, R.: *Psych-K.* Koha 2009
Zurhorst, E. M.: *Liebe Dich selbst und es ist egal, wen Du heiratest.* Goldmann 2007

## DVDs

*Bleep – Down the Rabbit Hole.* Horizon 2007
Braden, G.: *Im Einklang mit der göttlichen Matrix.* Koha 2009
Broers, D.: *(R)Evolution 2012.* Alive AG 2009
*Die Gabe – Warum wir hier sind.* Scorpio 2010
Dispenza, J.: *Evolve your brain.* Horizon 2010
Ford, D.: *The Shadow Effect.* Kamphausen 2011
Goswami, A.: *The Quantum Activist.* Horizon 2010
König, M.: *Die Urwort-Theorie.* Scorpio 2011
Lipton, B.: *Intelligente Zellen.* Koha 2008
Lipton, B.: *Wie wir werden, was wir sind.* Koha 2009
*Quantum Communication.* Horizon 2011
*The Living Matrix.* Koha 2009
*The Secret - Das Geheimnis.* Arkana 2007
*What the Bleep do we (k)now?* Horizon 2006

# Ebenfalls vom Autor im Schirner Verlag erschienen

## Quantum Energy

*Das Geheimnis außergewöhnlicher Veränderungen
und Heilungen.*

*55 Übungen, die Ihr Leben radikal verändern können.*

*Mit einem Vorwort des Quantenphysikers
Dr. Michael König*

264 Seiten

ISBN 978-3-8434-1007-6

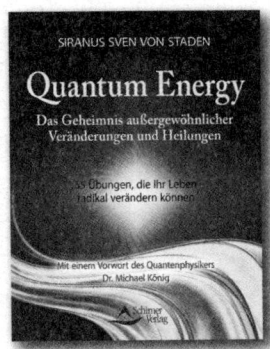

Ein Auszug aus dem Buch:

Was ist Ihr tiefstes Bedürfnis in Bezug auf Beziehungen? Angenommen zu sein, geliebt zu werden, Geborgenheit zu finden, verstanden zu werden, sich anlehnen zu können? Was genau ist es? Und wenn Sie jetzt einen Schritt weitergehen: Was ist die Angst dahinter, wenn Sie dies nicht bekommen? Gehen Sie in sich, und erfahren Sie mehr über sich und Ihre Gefühle. Die Furcht ist ein Teil von Ihnen. Was würden Sie am liebsten damit tun? Ertappen auch Sie sich wie die meisten anderen dabei, diese nicht mehr haben zu wollen? »Ich will diese Angst nicht mehr«, ist die Aussage, die ich am häufigsten zu hören bekomme. Doch denken Sie daran: Die Energie folgt der Aufmerksamkeit! Was passiert also, wenn Sie die Furcht nicht mehr wollen? Richtig, sie verstärkt sich noch. Machen Sie also einfach einmal das genaue Gegenteil. Stellen Sie sich vor, Sie akzeptieren Ihre Angst als einen Teil von sich, denn schließlich entsteht sie in Ihnen. Stellen Sie sich vor, wie Sie Ihre Angst in einen Kokon aus Liebe einhüllen und sich dafür bedanken, dass sie da ist. Schließlich möchte sie Sie vor etwas schützen, selbst wenn dieser Schutz heute nicht mehr notwendig sein sollte. Die Furcht hat grundsätzlich etwas Positives. Jetzt höre ich Sie gerade laut denken: »Soll ich etwa ein Leben lang meine Angst willkommen heißen?« Nein, nicht Ihr

Leben lang, doch so lange, bis Sie herausgefunden haben, wovor sie Sie schützen möchte. Wenn Sie das erkennen und verstehen, und Sie die Furcht in die Liebe eingehüllt haben, werden Sie feststellen, dass sie sich mit der Zeit verändert. Sie verliert an Stärke.

Jetzt möchte ich mit Ihnen in Bezug auf das Thema »Liebe« noch einen Schritt weitergehen. Schauen Sie sich Ihren Mangel ein wenig näher an, und stellen Sie sich folgende Frage: »Wie fühle ich den Mangel an Liebe?«

### Selbsterforschung: Wie fühle ich den Mangel an Liebe?

Suchen Sie sich einen ruhigen Ort, machen Sie es sich bequem und stellen Sie sich die Frage: »Wie fühle ich den Mangel an Liebe?« Wahrscheinlich wird Ihr Kopf jetzt versuchen, Antworten zu finden. Doch in dieser Übung geht es nicht um eine intellektuelle Antwort, es geht lediglich ums Fühlen. Gehen Sie in sich, und fühlen Sie den Mangel. Wie macht er sich bemerkbar? Wie fühlen Sie den Mangel? Werden Sie wütend oder traurig? Wo genau fühlen Sie ihn? Kommen vielleicht Bilder aus der Vergangenheit hoch? Seien Sie einfach achtsam und neugierig.

Möchten Sie dem Thema »Liebe« noch weiter auf die Spur kommen? Dann lade ich Sie ein, noch tiefer in Ihr inneres Mysterium hinabzutauchen und Kontakt aufzunehmen mit Ihrem inneren Kind. …

*Der Bestseller »Quantum Energy – Das Geheimnis außergewöhnlicher Veränderungen und Heilungen« ist das erfolgreiche Basiswerk des Autors zum Thema »Heilen mit Quantenenergie«. Siranus Sven von Staden stellt darin ausführlich seine eigene Methode vor, die über die Quantenheilung deutlich hinaus geht, mit 55 Übungen zu allen Lebensbereichen. Hierin bekommen Sie einen eindrucksvollen Überblick, warum wir Menschen so sind, wie wir sind, und was Sie aktiv tun können, um das Leben zu führen, das Sie sich schon immer gewünscht haben.*

**Quantheilung kann jeder – auch Sie!**

*Die Methode kurz, prägnant und praktisch*
*auf den Punkt gebracht*

112 Seiten

ISBN 978-3-8434-5037-9

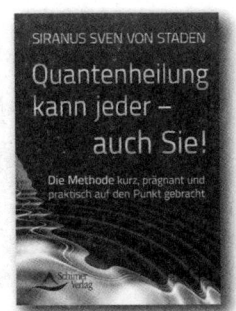

Mit Quantenheilung lassen sich alle Bereiche des täg-
lichen Lebens positiv verändern. Diese ganzheitliche
Methode kann jeder erlernen – auch Sie! Quantenheilung vereint uralte
spirituelle Weisheiten mit neuesten wissenschaftlichen Erkenntnissen.

• Bewältigen Sie gesundheitliche Probleme.
• Lösen Sie Beziehungskonflikte.
• Entfalten Sie Ihr Potenzial und Ihre Kreativität wirkungsvoll und nachhaltig.

Der erfahrene Coach und Erfolgsautor Siranus Sven von Staden zeigt Ihnen
kurz, prägnant und praktisch, wie Sie mithilfe der Quantenheilung Ihr Leben
selbst in die Hand nehmen können – auf allen Ebenen.
Jeder kann quantenheilen!

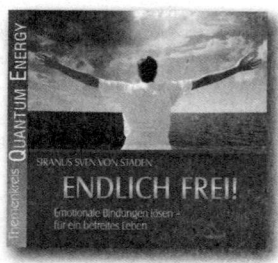

Siranus Sven von Staden
**Endlich frei!**
*Emotionale Bindungen lösen – für ein befreites Leben*
Gesamtspielzeit: 53:34 Min.
ISBN 978-3-8434-8169-4

In unserem Leben bauen wir fördernde oder limitierende energetische Bindungen zu allen Menschen auf, denen wir jemals begegnen. – Diejenigen Bindungen, die Sie begrenzen, können Sie nun endlich lösen.

Auch leben wir viele Aspekte unserer Eltern, die uns daran hindern, ein erfülltes Leben zu führen. – Jetzt ist der Moment für Sie gekommen, Ihren Eltern all diese Aspekte im Rahmen der vom Autor geführten Meditation zurückzugeben.

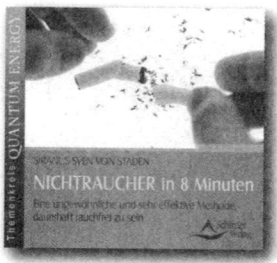

Siranus Sven von Staden
**Nichtraucher in 8 Minuten**
*Eine ungewöhnliche und sehr effektive Methode, dauerhaft rauchfrei zu sein*
Gesamtspielzeit: 16:51 Min.
ISBN 978-3-8434-8183-0

Mit dieser CD halten Sie eine ungewöhnliche, anspruchsvolle und zugleich sehr kraftvolle Möglichkeit in der Hand, dem Rauchen ein Ende zu setzen. – Wenn Sie wirklich auf Dauer rauchfrei leben wollen, dann bietet Ihnen die Übung des erfolgreichen Autors die optimale Gelegenheit dazu.

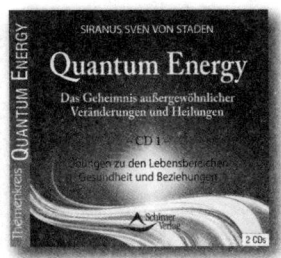

Siranus Sven von Staden

**Quantum Energy**

*Das Geheimnis außergewöhnlicher Veränderungen*
*und Heilungen.* CD 1: Übungen zu den Lebensbereichen Gesundheit und Beziehungen
Gesamtspielzeit (Doppel-CD): 121:25 Min.
ISBN 978-3-8434-8155-7

Die erste Begleit-CD zum Buch Quantum Energy: Der erfahrene Coach und Berater
spricht darauf 14 Übungen, die Ihnen dabei helfen, Ihre Gesundheit und Ihre Beziehungen mithilfe des Quantenbewusstseins deutlich zu verbessern oder zu heilen. Physische
und psychische Schmerzen, Krankheiten, Blockaden und Ängste dürfen gehen; ein erfülltes, glückliches und gesundes Leben darf entstehen.

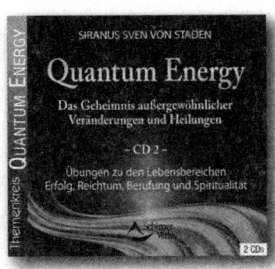

Siranus Sven von Staden

**Quantum Energy**

*Das Geheimnis außergewöhnlicher Veränderungen*
*und Heilungen.* CD 2: Übungen zu den Lebensbereichen Erfolg, Reichtum, Berufung und Spiritualität
Gesamtspielzeit (Doppel-CD): 87:24 Min.
ISBN 978-3-8434-8156-4

Die zweite Begleit-CD zum Buch Quantum Energy: Mit 15 vom Autor selbst gespro-
chenen Übungen, die Ihnen dabei helfen, das Quantenbewusstsein dafür zu nutzen,
erfolgreicher und wohlhabender zu werden, Ihre Berufung zu finden oder auf Ihrem
spirituellen Weg einen deutlichen Schritt weiterzukommen. Ermöglichen Sie sich ein
erfülltes, glückliches und erfolgreiches Leben voller Wohlstand.
Selbstverständlich können Sie diese beiden Doppel-CDs auch ohne das Buch einsetzen.

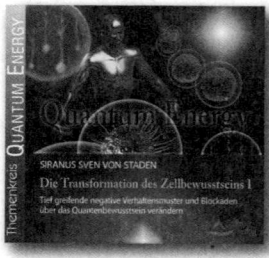

Siranus Sven von Staden

**Die Transformation des Zellbewusstseins I**

*Tief greifende negative Verhaltensmuster und Blocka-*
*den mithilfe des Quantenbewusstseins verändern*

Spielzeit: 35:02 Min.

ISBN 978-3-8434-8157-1

Es gibt Blockaden, Verhaltens- und Glaubensmuster in unserem Leben, die tief in die Zellstruktur unseres Körpers »eingebrannt« sind. Diese lassen sich mit herkömmlichen Mitteln nicht verändern. Die Übung »Transformation des Zellbewusstseins« ist eine speziell entwickelte Meditation, die es ermöglicht, die DNS-Struktur umzuprogrammieren, damit Heilung auf tiefster Ebene stattfinden kann.

Alle CDs dieser Reihe werden vom erfolgreichen Trainer und Coach selbst gesprochen.

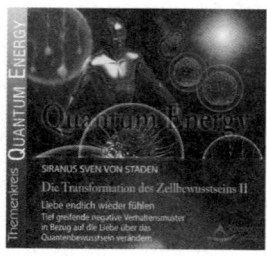

Siranus Sven von Staden

**Die Transformation des Zellbewusstseins II**

*Liebe endlich wieder fühlen*

*Tief greifende negative Verhaltensmuster in Bezug auf*
*die Liebe über das Quantenbewusstsein verändern*

Spielzeit: 38:50 Min.

ISBN 978-3-8434-8158-8

Viele Menschen sind nicht in der Lage, glückliche Beziehungen zu führen: sei es mit sich selbst, Ihrem Partner oder anderen Menschen. Das resultiert häufig aus Verhaltens- und Glaubensmustern, die in früher Kindheit entstanden sind. Die Übung »Transformation des Zellbewusstseins« greift auf die Tiefenstruktur dieser Muster zu und verändert sie auf dieser Ebene – für ein Leben voller wunderbarer Beziehungen.

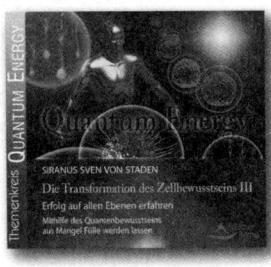

Siranus Sven von Staden

**Die Transformation des Zellbewusstseins III**

*Erfolg auf allen Ebenen erfahren.*

*Mithilfe des Quantenbewusstseins aus Mangel Fülle*

*werden lassen.*

Spielzeit: 41:43 Min.

ISBN 978-3-8434-8159-5

Haben Sie sich das auch schon einmal gefragt: »Wie kommt es, dass die meisten Menschen kämpfen müssen, um erfolgreich zu sein, während anderen Erfolg förmlich zufällt?« Das liegt häufig an Kindheits-erfahrungen, die zu diesem Thema gemacht wurden. Aus diesen Erfahrungen heraus sind Blockaden, Verhaltens- und Glaubensmuster entstanden, die noch heute wirksam sind. Die geführte Tiefenstruktur-Meditation dieser CD ermöglicht es, jene Muster zu verändern. Aktivieren Sie über das Quantenbewusstsein einen Turbo für Ihren Erfolg und Ihren Wohlstand.

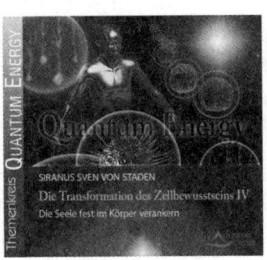

Siranus Sven von Staden

**Die Transformation des Zellbewusstseins IV**

*Die Seele fest im Körper verankern*

Spielzeit: 24:44 Min.

ISBN 978-3-8434-8160-1

Es gibt Menschen, die sich in ihrem Körper nicht zu Hause fühlen. Sie wären am liebsten gar nicht hier auf der Erde oder haben das Gefühl, nicht eins mit Ihrem Körper zu sein. Die auf dieser CD gesprochene »Transformation des Zellbewusstseins« ermöglicht es der Seele, sich fest mit dem Körper zu verbinden. So kann endlich eins werden, was schon immer eins sein sollte, um im Hier und Jetzt zu leben.

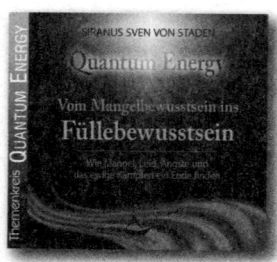

Siranus Sven von Staden

**Vom Mangelbewusstsein ins Füllebewusstsein**

*Wie Mangel, Leid, Ängste und das ewige Kämpfen ein Ende finden*

Spielzeit: 46:26 Min.

ISBN 978-3-8434-8161-8

Die Neuen Wissenschaften belegen, dass unsere Gene durch unsere Umwelt, also unsere Eltern, Großeltern, Lehrer, Freunde, Medien usw., beeinflusst werden. Daher tragen wir, sozusagen in die Zellstruktur einprogrammiert, kulturelle Prägungen wie Mangel, Leid und Existenzängste in uns. Die geführte Tiefenstruktur-Meditation auf dieser CD ermöglicht es Ihnen, die alten Bindungen zu lösen und Ihre DNS umzuschreiben, damit der nicht zu Ihnen gehörende Mangel gehen und Fülle entstehen darf.